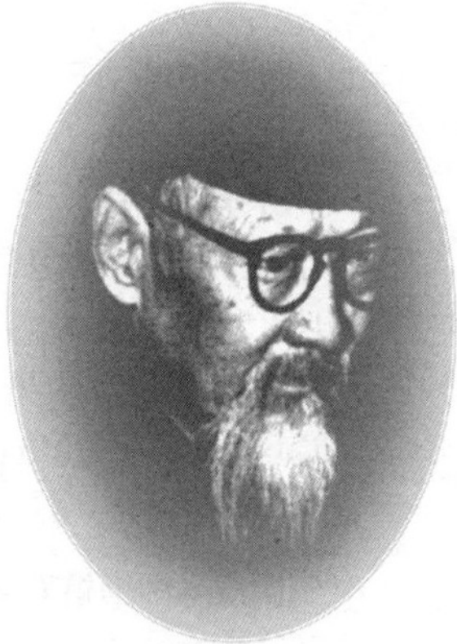

李克绍医学全集

李克绍医案讲习录

第二版

李克绍 著

中国健康传媒集团
中国医药科技出版社

内容提要

本书由伤寒大家李克绍亲自编著。其中李克绍点评医案为李克绍先生对历代名医医案的分析与解读，李克绍医案精选为李克绍先生临证的医案实录。全书共收录医案141则，先生对医案的点评一针见血，见解独到，有助于读者拓宽临床诊疗思路，适合各级中医院校师生及临床工作者阅读参考。

图书在版编目（CIP）数据

李克绍医案讲习录 / 李克绍著 . — 2 版 . —北京 : 中国医药科技出版社，2018.5

（李克绍医学全集）

ISBN 978-7-5067-9985-0

Ⅰ . ①李…　Ⅱ . ①李…　Ⅲ . ①医案 – 研究 – 中国　Ⅳ . ① R249.1

中国版本图书馆 CIP 数据核字（2018）第 028122 号

美术编辑　陈君杞

版式设计　也　在

出版　**中国健康传媒集团** | 中国医药科技出版社

地址　北京市海淀区文慧园北路甲 22 号

邮编　100082

电话　发行：010 – 62227427　　邮购：010 – 62236938

网址　www.cmstp.com

规格　710 × 1000mm $^{1}/_{16}$

印张　7

字数　96 千字

初版　2012 年 6 月第 1 版

版次　2018 年 5 月第 2 版

印次　2023 年 3 月第 3 次印刷

印刷　三河市万龙印装有限公司

经销　全国各地新华书店

书号　ISBN 978-7-5067-9985-0

定价　28.00 元

行醫座右銘

處方猶法律，立意在精詳，用藥如用兵，機勿輕發。博學之，審問之，慎思之，明辨之。熟斯數語，臨床應變，可以無大過矣

李克紹 一九八五年十月

李克紹印

再版前言

我的父亲李克绍先生，字君复，晚号齐东墅叟，山东牟平人。生于1910年，卒于1996年，享年86岁，是著名的中医学者、伤寒论学家。父亲自20世纪50年代起，任教于山东中医药大学（原山东中医学院），为山东中医药大学教授，全国仲景学说委员会顾问，全国首批中医专业硕士研究生导师，生前享受国务院政府特殊津贴。

早年做小学教员的父亲，靠深厚的国学根基，自学中医，终成一代大师。他一生博览群书，自到高校任教后，又对《伤寒论》进行了深入、系统的研究，并提出了他个人鲜明的学术观点，解惑了《伤寒论》研究史上许多重大疑难问题，对《伤寒论》的理论价值和临床价值都有所开拓。他说："勤求古训，博采众方，是张仲景的学习方法，也是学习张仲景的方法。"确实是这样，父亲的一生是读书的一生，学习的一生，又是勤于写作的一生。父亲生前发表了大量的学术论著，主要有：《伤寒论讲义》《金匮要略浅释》《伤寒论语释》《伤寒解惑论》《伤寒串讲》《伤寒百问》《胃肠病漫话》以及重要的学术论文20余篇。这些著述问世以来，深受广大中医学者的欢迎，有的书曾重印多次，仍然脱销，一书难求。为此，经与中国医药科技出版社商议，为满足中医学者的要求，将父亲一生著述以全集形式，再次修订出版。其中，《伤寒论讲义》《伤寒解惑论》《胃肠病漫话》《医论医话》《医案讲习录》《中药讲习手记》仍然单册再印；将《伤寒串讲释疑》分为《伤寒串讲》《伤寒百问》，首次以单本形式出版。

这些即将修订出版的文字，记录了父亲的学术思想，是他留给后人的宝贵财富。我想，此次父亲著作的修订出版，必将使他的学术思想进一步发扬光大，为更多的人所熟知，也为他学术思想的研究者提供了方便的条件。同时，这也是对父亲最好的缅怀与纪念。

李树沛

2017年12月17日

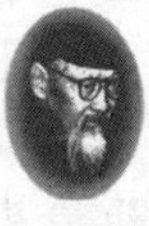

目录

李克绍点评医案 / 001

李克绍医案精选 / 065

李克绍点评医案

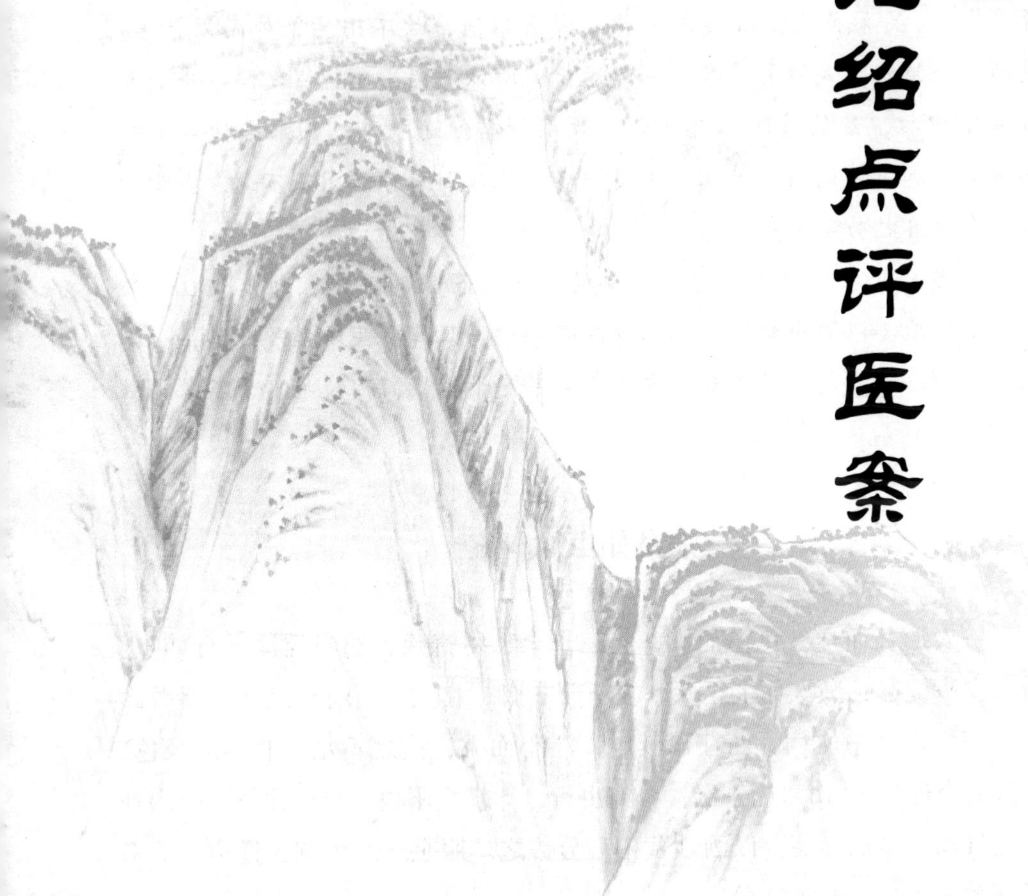

头痛即吐清水案

谭侍御，但头痛即吐清水，不拘冬夏，吃姜便止，已三年矣，薛作中气虚寒，用六君加归、芪、木香、炮姜而瘥。(《名医类案·卷二·内伤门》)

【按语】《张氏医通》及《寿世保元》均载此方及主治，实来源于薛氏。“吐清水”“吃姜便止”，分明是水饮为患，这与《金匮要略·呕吐哕下利篇》之“干呕吐逆吐涎沫，半夏干姜散主之”的病理与药物，都基本相同。“但头痛即吐清水”实质是凡吐清水，头必痛。“清水”，是“水饮清澈，皆属于寒”，与吴茱萸汤证吐涎沫之稀而黏者不同，故不用吴茱萸而用干姜。其所以吐清水，是脾胃虚寒，不能运化；所以头痛，是脾胃之阳本虚，又加寒饮中阻，致使清阳不升所致。故用六君健运中焦。加木香使六君补而不滞，加黄芪则益气升阳。用当归者，凡痛则络脉必闭塞不通，当归辛温，有通络之功故也。

总之，胃寒吐清水，这是主要的，随之而来的头痛，则是兼症。故用二陈、炮姜以温中蠲饮，参术以健脾补中，只有黄芪以益气升阳，当归以活血通络，才是兼治头痛。方义来自半夏干姜散，但较半夏干姜散更胜一筹。

遍身如虫循行案

一人形长而瘦，色白而脆，年三十余，得奇疾，遍身淫淫循行如虫。或从左脚腿起，渐次而上至头，复下于右脚，自觉虫行有声之状。召医诊视，多不识其为何病。汪往诊其脉，浮小而濡，按之不足，兼察形视色，知其为虚证矣。《伤寒论》云：身如虫行，汗多亡阳也，遂仿此例，而用补中益气汤，多加参芪，以酒炒黄柏五分佐之。服至二三十剂，遂愈。(《名医类案·卷二·内伤门》)

注：案中引《伤寒论》“身如虫行，汗多亡阳也”实误。原文是“阳明病，法多汗，反无汗，其身如虫行皮中状者，此以久虚故也”。

【按语】一般情况下，是痛者为实，痒者为虚。正如《灵枢·刺节真邪》篇所说："虚则寒搏于皮肤之间，其气外发腠理，开毫毛，淫气往来行，则为痒（此段断句，从张隐庵本，与其他本异）。"本证脉浮小而濡，按之不足，切诊属虚；色白而脆，望诊也属虚。遍身淫淫循行如虫，也就是"其气外发腠理，开毫毛，淫气往来行"所致。补中益气汤多加参、芪，壮卫气以行之，则虚邪退避三舍矣。加酒黄柏五分，是《别录》"疗惊气在皮间，肌肤热赤起"之义。明乎此，则治顽固性荨麻疹，老年人瘙痒症，凡因虚而痒者，俱可依此类推。至于痒从左腿脚起，渐次而上至于头，复下行于右脚，其所以然之故，案中未加说明，但这正是医学中的奥秘，是否与中医学说中之左升右降有关，值得研究。

身热不为汗衰案

程明佑治闵德病头痛、身热、烦闷，他医汗之，热益甚，不为汗衰。乃曰，此阴阳交而魂魄离也。程曰：非也，病得之内伤，饮食宿滞，泄之可愈。已泄之而安。（《名医类案·卷二·内伤门》）

【按语】《素问·评热病论》阴阳交之病是"汗出辄复热而脉躁疾不为汗衰"。风厥之病，是"身热、汗出、烦满，烦满不为汗解"。前者乃死证，后者可用刺法或服汤药。本证亦头痛身热烦满，汗之而热益甚，故医者误以为是阴阳交之病。不过饮食停滞之烦满身热头痛，必以烦满呕哕嘈杂为主诉，其头痛身热，乃浊气不降，清气不升，荣卫不和所致。分清主次，不难诊断。治法亦是泻胃去滞则表亦自和。如《伤寒论》云"头痛有热者，与承气汤"即是其例。而阴阳交之病，乃湿病已进入精伤阶段由太阳而交入少阴者。风厥则是风邪在太阳之表，引动少阴肾气不能蛰藏而上逆，才形成身热汗出烦满之证。故可刺泻太阳并服汤药以安少阴，《伤寒论》中29条"伤寒脉浮、自汗出、小便数、心烦、微恶寒、脚挛急"，其心烦、脚挛急，亦即《素问·评热病论》中风厥之类。不加分析，竟将内伤饮食停滞之身热，与死证之阴阳交、外感之风厥混同起来，乃读书不得要领或缺乏临床经验所致。

外感兼命门火衰案

江应宿治朱秀才母，年四十三，寡居。患恶寒头痛，恶心呕吐，多汗易感风寒。诊其脉，两尺沉细无力，乃命门火衰。人肥而多郁，脾肺虚寒。治以人参、白术、柴胡、半夏、陈皮、香附、青皮、枳实、干姜、紫苏，二剂痰清，恶寒少止。继以八味丸痊愈。(《名医类案·卷二·命门火衰门》)

【按语】此乃脾肺阳虚形成痰饮之证，肺阳虚，故多汗，易感风寒。痰饮形成，影响荣卫不和，也能出现寒热头痛等症，这在后世称之为类伤寒。案中所称“命门火衰”乃专指脉而言。因人肥而多郁，脾肺虚寒，才见恶寒、头痛、恶心呕吐等症。“治以人参……”之“治”字前，应加“先”字，此是治标，尚未涉及命门；“继以八味丸……”，才是针对脉象，温补命门的治本之方。其用意是命门乃五脏六腑之本，命火不衰，才是防止复发的最佳措施。

郁热痰嗽案

一人形长，色苍，瘦，年逾四十，每遇秋凉，病咳嗽，气喘不能卧，春暖即安，病此十余年矣。医用紫苏、薄荷、荆芥、麻黄等以发表，用桑白皮、石膏、半夏以疏内，暂虽轻快，不久复作。汪诊之，脉颇洪滑，此内有郁热也。秋凉则皮肤致密，内热不得发泄，故病作矣。内热者，病本也，今不治其本，乃用发表，徒虚其外，愈不能当风寒。疏内，徒耗其津，愈增郁热之势。遂以三补丸加大黄（酒炒三次）、贝母、瓜蒌，丸服，仍令每年立秋以前服滚痰丸三五十粒，病渐向安。(《名医类案·卷三·咳嗽》)

【按语】本案剖析详明透彻，“内热者，病本也”一句，更指出治病必求于本的重要性。但应用何药以消除“内热”，关键在于“脉颇洪滑”上。盖因洪则为热，滑则为痰，清热荡痰，自当是瓜蒌、大黄之属。仍令每年立秋前服滚痰丸，更是细致周到。

三补丸：《六科准绳》方，药用黄芩、黄连、黄柏各等份，研末水丸。

阳虚下陷泄泻案

东垣云，予病脾胃久衰，视听半失，此阴盛乘阳。加之气短，精神不足，此由弦脉令虚，多言之过，阳气衰弱，不能舒伸，伏匿于阴中耳。又值淫雨阴寒，时人多病泄利，此湿多成五泄故也。一日，体重、肢痛、大便泄，并下者三，而小便秘涩。思其治法，按经云，大小便不利，无问标本，先分利之。又云，治湿不利小便，非其治也，皆当利小便，必用淡味渗泄之剂利之，是其法也。噫，圣人之法，虽布在方册，其不尽者，可以意求耳。今客邪寒湿之淫，从外而入里，以暴加之，若从上法度用淡渗之剂，病虽即已，是降之又降，是益其阴而重竭其阳，则阳气愈削而精神愈短矣，是阴重强，阳重衰，反助其邪也。故必用升阳风药，以羌活、独活、柴胡、升麻各一钱，防风根半钱，炙甘草半钱，煎稍热服。大法云，寒湿之胜，助风以平之。又曰，下者举之，得阳气升腾而去矣。又云，客者除之，是因屈而为之直也。夫圣人之法，可以类推，举一而知百也。若不达升降浮沉之理而概施治，其愈者幸也。（《名医类案·泻门》）

【按语】把此案归纳一下：患者体质是脾胃久衰，视听半失；时令是淫雨阴寒；症状有气短、精神不足、体重、肢痛、大便泄泻、小便秘涩；脉象弦；病理是阳气衰弱，不能舒伸；治则是风药升之，使下者举之，屈者直之；药物是羌活、独活、升麻、柴胡。此案并不难理解，但从中可以发现东垣《脾胃论》是多么科学，不愧为一代名医。脾胃久衰，视力听力俱已减少一半，且气短、神虚，这就是清阳下陷的结果。清阳本来是饮食物中有营养价值之轻清者，当升不升，上窍失养，故致如此。清者不升，反下溜而匿伏于阴中，有用之清阳遂变为病理之湿。内湿又遇时令之寒湿，更不能运化蒸发，留滞于肢体肌肉，故体重、肢痛，趋于下窍则大便泄、小便秘。在这种情况下出现了弦脉，这就为风药升阳找到了根据。弦为肝脉，肝就是风脏，肝脏喜条达，弦就是在郁中求伸、屈中求直的脉象，与小柴胡汤证见弦脉的道理是一致的。羌活、独活、升麻、柴胡，能散湿升阳，也是疏肝之品，故用之有效。所以脉弦，既说明了病理，也提示了病机。若脉不弦，又当考虑以健脾化湿、淡渗利窍等为重点了。

肠风冷泻案

有人患泄泻，作冷、作积、作心气不足治之，及服硫黄、附子甚多，皆不效，因服火枚丸而愈。此肠胃有风冷也，胃风汤兼服暖药亦佳。(《名医类案·泻门》)

【按语】本案述症不详，根据曾“作冷、作积、作心气不足治之”，是已服过热药、消积药及黄芩、黄连、大黄等药(《金匮要略》“心气不足，吐血衄血，泻心汤主之”)，其所以不效者，据下文“此肠胃有风冷也”推测，此症既有飧泄泡沫等风邪症状，也有脐腹冷痛等阴寒症状，所以下文说“胃风汤兼服暖药亦佳”。正因如此，故作心气不足治之固非，作冷、作积治之及硫黄、附子等，亦只治冷而不治风，故俱不效。火枚，即茺蔚，亦名益母草，有散风行血之功，临床多用于妇科，仅《食医心镜》载其治小儿疳痢。火枚丸，方药不详，恐是配有其他药丸，若只火枚一味，恐无此效力。考虑此证，胃风汤加暖药，最好加吴茱萸、生姜。此外，景岳胃关煎、暖肝煎等亦当有效。

食蟹致痢案

宋孝宗尝患痢，众医不效，德寿忧之。过青宫，偶见小药肆，遣使问其能治痢否？对曰，专科。遂宣之。请得病之由，语以食湖蟹多，故致此疾。遂令诊脉，曰，此冷痢也。遂进一方：用莲藕一味，不拘多少，取新采者为佳，细捣取汁，以热酒调服。捣时用金杵臼，酒调服，数次而愈。德寿大喜，就以金杵臼赐之，仍命擢医官，人呼为金杵臼严防御家云。(《名医类案·痢门》)

【按语】本案亦见赵溍《养疴漫笔》。《太平圣惠方》亦载：“食蟹中毒，生藕汁饮之。”众医不效者，得此方而立竿见影。所以医者贵博学多志。

吐酸自愈案

赵吏部文卿，患呕吐不止，吐出皆酸味，气口脉大于人迎二三倍，速薛投剂。薛曰，此食郁在上，宜吐，无须用药。乃候其吐清水，无酸气，寸脉渐减，尺脉渐复，翌早吐止。至午，脉俱平复，不药自愈。（《名医类案·呕吐门》）

【按语】此所谓“勿药有喜”。《金匮要略》云：“呕家有痈脓，不可治呕，脓尽自愈。”盖因脓而呕，其呕自是人体的自然本能，呕使脓尽，其呕自止。同样理由，呕由酸来，呕酸已尽，其呕亦止。但胃酸过多，究不同于胃有痈脓，脓尽则溃疡面恢复，固有可愈者；而胃酸的形成，则多由木火犯胃，胃家湿热所致，呕虽可促使酸浊外出，但这仅仅是暂时标证缓解，若不以健胃祛湿之剂善其后，必有反复的可能，这在临床家多有体会。

胃虚气逆致呕案

虞恒德治一妇，年将三十，产后，因食伤，致胃虚不纳谷，四十余日矣，闻谷气则恶心而呕，闻药气亦呕。求治。虞曰：药不能入口，又将何法以治之乎？恳求不已，遂用人参、白术、茯苓各一钱，甘草二分，陈皮、藿香、砂仁各五分，炒神曲一钱，十年以上陈仓米一合，顺流水二大盏，煎沸泡伏龙肝研细搅浑，放澄清，取一盏，加姜枣同煎前药至七分，稍冷服，此药遂纳而不吐。别以陈仓米煎汤，时时咽之，日进前药，二三服，渐能吃粥而安。后以此法治十数人，悉验。（《名医类案·呕吐门》）

【按语】闻谷气药气俱呕四十余日，已是胃失冲和，虚而上逆。伏龙肝一味，自是对症良方，药之取效全在于此，处方轻淡，也有助于养胃和胃。设不服药，静以俟之，使谷气、药气逐渐消失，也有自愈的可能，其所谓“又将何药以治之乎”，虽似推却之辞，实寓有静养之意。“闻药气欲呕”，是不但伤于食，且伤于药，若再不顾胃气，见呕治呕，药不治病，反增病耳。

黑热病案

刘仲安治真定总兵董公之孙，年二十余，病癖积，左胁下硬如覆手，肚大筋青，发热肌热，咳嗽自汗，日晡益甚，牙疳臭恶，宣露出血，四肢困倦，饮食减少，病甚危。刘先以沉香二钱，海金沙、轻粉各一钱，牵牛末一两，为末，研独头蒜如泥，丸如桐子大，名曰沉香海金沙丸，每服五十丸，煎灯草汤送下，下秽物两三行。次日，以陈皮、莱菔子炒各半两，木香、胡椒、草豆蔻去皮、青皮各三钱，蝎梢去毒二钱半，为末，糊丸，梧子大，每服米饮下三十丸，名曰塌气丸。服之十日，复以沉香海金沙丸再利之，又令服塌气丸。如此互换，服至月余，其癖减半，百日良愈。(《名医类案·积块门》)

【按语】此即黑热病。余幼年时吾地区颇为流行，患者以儿童为多，死亡率颇高。自发明西药锑剂后，本病基本得到控制。目前来说，此病在我国已很少见。故此等方剂，已失去其时代性。

气虚寒热案

东阳治一人，发大汗，战栗鼓掉，片时许，发躁热，身如火焚。又片时许，出汗如雨，身若冰冷，就发寒战如前。寒后又热，热后复汗，三病继作，昼夜不息。庠生卢明夫，与作疟症治，不效。召虞诊。右手阳脉数而浮洪无力，阴脉略沉小而虚，左三部比右差小，亦浮软。虞曰，此阳虚证也，用补中益气汤，倍参芪，减升柴一半，加尿浸生附子一钱半，炒黄柏三分，干姜、肉桂各五分，大枣一枚，同煎服。一服病减三分之一，二服减半，四服寒热止，而身尚有微汗。减去桂附干姜一半，服二帖，痊愈。(《名医类案·虚损门》)

【按语】凡寒热频作，无定时，无规律，便是虚证。脉浮数无力，就是肤表卫阳虚，故重用黄芪一味就是对症良药。加生附子更好。其余黄柏、干姜、肉桂等，目的在于调寒热。其实卫阳既足，寒热即止，这些药搔不着痒，或有或无，关系不大。

气脉两脱案

汪石山治一人，年逾七十，忽病瞀昧，但其目系渐急，即合眼昏懵，如瞌睡者，头面有所触，皆不避，少顷而苏。问之，曰，不知也。一日或发二三次。医作风治，病转剧。汪诊其脉，结止，苏则脉如常，但浮虚耳。曰，此虚病也。盖病发而脉结者，血少气劣耳。苏则气血流通，心志皆得所养，故脉又如常也。遂以大补汤，去桂加麦冬、陈皮而安。（《名医类案·虚损门》）

【按语】《灵枢·决气》篇六脱之候，“气脱者目不明”，脉脱者“其脉空虚”。本病发作时合眼昏懵，发作过后脉象浮虚，分明与《决气》篇之气脱脉脱相合。气脱益气，脉脱养血，故方用大补汤为主。大补汤乃《六科准绳》方，系十全大补汤去肉桂加干姜、五味子而成。今加麦冬，又成了与生脉散的合方，加陈皮则补而不滞。

湿热内扰案

一人年愈三十，质弱而色苍。初觉右耳时或冷气呵呵如箭出，越两月余，左耳气出如右。早则声哑，胸前有块攒热，饭后声哑稍开，攒热暂息。少间，攒热复尔。或嗽恶酸水，小便频赤，大便溏泄，虽熟睡亦被嗽而寤，哕恶两三声，胸腹作胀，头脑昏痛不堪，时或热发，浑身疼痛。天明，前症少息，惟攒热弗休。且近来午后，背甚觉寒，两腿麻冷。用参二钱半，茯苓、麦冬、白术各一钱，黄连、甘草、枳实各五分，贝母、归身各一钱，白芍八分，煎服。寻愈。（《名医类案·虚损门》）

【按语】本证乍看去，似极复杂、极奇特。但细加考虑，不难看出，是湿热扰于胸中所致。胸腹作胀、嗽恶酸水、胸前攒热，就是湿热内扰的有力证明。以此为主症，则小便赤涩、大便溏泻，是湿热溜入下窍；两耳出气、时或音哑、头脑昏痛，是湿热瘀阻，上窍不利；浑身疼痛、背甚觉寒、两腿麻冷，乃胸阳受遏，不能上行外达。其所以能有时稍为缓解，乃与人动作食息，及天阳之盛衰有关。四君加枳实、黄连，为对证之方，辅以麦冬、贝母、当归、白芍，无大意义，但能使化湿而不燥，消痰而能养阴，也说得过去。

湿热精滑案

东垣治一人，年三十余，病脚膝痿弱，脐以下尻臀皆冷，阴汗臊臭，精滑不固。群医治以茸热之药罔效。李脉之，沉数有力。曰，此因醇酒膏粱，滋火于内，逼阴于外，复投热药，反泻其阴而补其阳，真所谓实实虚虚也。以滋肾丸：黄柏、知母酒洗各一两，肉桂五分，丸梧桐子大，汤下百丸。大苦寒之剂，制之以急，寒因热用，引入下焦，适其病所，以泻命门相火。再服而愈。(《名医类案·遗精门》)

【按语】精滑不固，尻臀皆冷，医者往往简单地责之为肾阳虚，故补阳药杂投。殊不知，阴汗臊臭，脉数有力，明是湿热下溜肝肾之分野，湿热阻遏，阳郁不伸，则尻臀皆冷，脚膝痿弱。湿热扰及精室则精滑不固。黄柏一味，最为主要，湿热伤阴，故用知母。少加肉桂，是因知母、黄柏守而不走，加辛热之肉桂以开之，更有利于湿热之行散。设不用滋肾丸，改用清肝渗湿汤，当亦有效。

衄止清荣和卫案

万密斋治胡应龙，五月患热病，治半月未愈，脉弦数。鼻衄三四日一作，左胁痛不能侧卧。先以炒山栀一个，妇人发同烧存性，吹入鼻中而衄止。再以当归龙荟丸作汤一剂，而胁痛即止。再诊其脉，弦而浮数。曰：当以汗解。盖卫气不与荣气谐和者也，当用桂枝汤以治其阳，今营气不共卫气谐和，则当用黄连解毒汤合白虎汤以治其阴，使营卫和则得汗而愈也。乃以二汤合煎饮之。先告之曰：当战汗，勿惊也。连进二剂，果汗而愈也。(《续名医类案·热病门》)

【按语】鼻衄胁痛而脉见弦数，其衄在肝无疑。先吹药鼻中以治标，再服当归龙荟丸以治本。既而衄止胁不痛，脉仍弦而浮数，浮是表邪未解，弦则肝阳仍亢，则知衄亦只是暂止。最后指出此乃“荣气不共卫气谐和”，用黄连解毒汤合白虎汤，专于清里解毒，终至荣热消除，里和之后表邪亦由战汗而解。但拙意此证脉既浮数，不如改用三黄石膏汤，此方亦系黄连解毒汤合石膏，但其中又有麻黄与豆豉，透表之力大，这样，可能不作战汗便自然而解。

劳心遗精案

丹溪治一人，年二十余，夜读至四五鼓，犹未就枕，故卧，茎一有所着，精随而遗，不着则否。饮食减少而倦怠少气。夫何故？盖用心过甚，二火俱起，夜弗就枕，血不归肝，则肾水有亏，火乘阴虚，入客下焦，鼓其精房，则精不得聚藏而走失矣。因玉茎着物，犹厥气客之，故做接内之梦。于是上则补心安神，中则调理脾胃，提掣其阴，下则益津，生阴固阳，不三月而疾如失。（《名医类案·遗精门》）

【按语】病理分析透彻，值得品味。

气虚夹湿麻木案

东垣治一妇麻木，六脉中俱得弦洪缓相合，按之无力。弦在其上，是风热下陷入阴中，阳道不行。其证闭目则浑身麻木，昼减夜甚，觉而目开，则麻木渐退，久则止。惧而不睡。身体重，时有痰嗽，觉胸中常是有痰而不利，时烦躁，气短促而喘。肌肤充盛，饮食大小便如常，惟畏麻木不敢合眼为最苦。观其色脉形病，相应而不逆。经曰，阳病瞑目而动轻，阴病闭目而静重。又云，诸病皆属于目。《灵枢》曰，开目则阳道行，阳气遍布周身；闭目则阳道闭而不行，如昼夜之分，知其阳衰而阴旺也。且麻木为风，皆以为然，细校之，则有区别耳。久坐而起，亦有麻木，喻如绳缚之人，释之觉麻作，良久自已。以此验之，非有风邪，乃气不行也。不须治风，当补肺中之气，则麻木自去矣。如经脉中阴火乘其阳分，火动于中而麻木，当兼去其阴火则愈矣。时痰嗽者，秋凉在外，湿在上而作也。宜以温剂实其皮毛。身重脉缓者，湿气伏匿而作也，时见躁作，当升阳助气益血，微泻阴火，去湿，通行经脉，调其阴阳则已，非脏腑之本有邪也。遂以补气升阳和中汤主之。黄芪五钱，人参三钱，炙甘草四钱，陈皮二钱，当归二钱，生草根一钱，佛耳草四钱，白芍三钱，草豆蔻一钱半，黄柏酒洗一钱，白术二钱，苍术钱半，白茯苓一钱，泽泻一钱，升麻一钱，柴胡一钱。上㕮咀，每服三钱，水二大盏，煎至一盏，去渣，稍热服。早饭后午饭前服之，至八贴而愈。(《名医类案·麻木门》)

【按语】短气、喘促、痰嗽、体胖、脉缓、身重，时或烦躁，明是痰湿阻滞，肺气不畅。闭目周身麻木，开目则止，证明卫阳能稍向外趋则势缓，一闭于内则势重。麻属气虚，木则由于湿痰。脉按之无力，是用补中益气汤的根据，脉有洪象，所谓阴火而加黄柏。拙意以为本方去当归、白芍，加半夏，当更好。

服养血药反泻案

一老妇，形肥肌厚，夏恶寒战栗，喜啖热御绵，多汗。已服附子三十余①，浑身痒甚。脉沉涩，重取稍大。知其热甚而血虚也。以四物汤去芎，倍地黄，加白术、黄芪、炒黄柏、生甘草、人参，每贴二两重。方与一贴，腹大泻，目无视，口无言。知其病热深而无反佐之过也。以前药热炒，盖借火力为向导。与一帖，利止，四帖精神回，十帖痊愈。(《名医类案·恶寒门》)。

【注释】

①“余”字下似脱一字。

【按语】恶寒战栗之症，由于真正阳虚者，并不多见，《素问·至真要大论》所谓“诸禁鼓栗，如丧神守，皆属于火”，就是证明。即使真正阳虚而恶寒战栗，也容易诊断，容易治疗。此患者恶寒战栗，喜热御绵，似是阳虚，但从病者体质与治疗经过来观察，分明痰饮为患。因为形肥肌厚，茹肥啖甘，最易生痰。痰积不行，阻阳外达，就会恶寒战栗。在这种情况下，不予涤痰除饮，反服大量附子等辛热劫阴之剂，则津愈涸，痰愈结。津液愈不达于肌表，血虚则痒甚；痰变干结，故脉转沉涩。但此沉涩之中重按稍大，则体现了虚中有实，可与纯虚之涩脉相鉴别。本案未指明所以恶寒之故，只说“热甚而血虚”。“热甚”一词，甚为笼统。究竟热在何处？热从何而生？并未指明。只用四物倍地黄以养血。又加芪、术、人参等补气药，未见方中有治“热甚”之味。虽有一味黄柏治热之品，亦系苦寒辛燥之辈，既不利于养血，更无济于“热甚”。所以，此方配伍也很不理想。但在痰已化燥之后，忽得此甘凉柔润之剂，却使痰转润滑，因而有活动的可能。服一剂就腹大泻，这不是坏事，而正是胃家痰饮的出路。其“目无见，口无言”，乃大泻之时阴阳不接的暂时现象，也不见得是病情加重。总之，大泻之后，痰湿已经下行外出，不药也利必自止。最后方用前药热炒，其利止实际与此药无关，不过在服过大量辛热附子，又经过大泻之后，以此养阴善后，亦有可取。

鼻窍吸药治头痛案

近代曹州观察判官申光逊，言家本桂林，有官人孙仲敖寓居于桂，交广人也，申往谒之，延于卧内，冠簪相见，曰，非慵于巾栉也，盖患脑痛尔。即命醇酒升余，以辛辣物，洎[①]胡椒干姜等屑，仅半杯，以温酒调，又于枕函中取一黑漆筒，如今之笙项，安于鼻窍吸之，至尽，方就枕，有汗出表，其疾立愈，盖鼻饮蛮獠[②]之类也。(《名医类案·首风门》引自《玉堂闲话》)

【注释】

①洎：灌也，沃也。

②鼻饮蛮獠：未详。

【按语】王荆公得禁中秘方：偏头痛，用生莱菔汁一蚬壳，仰卧注鼻中，左痛注右，右痛注左，左右俱痛俱注之，云数十年患，皆三注而愈。又，头痛用蒸法，见《张氏医通》：川芎半两，晚蚕沙二两，僵蚕如患者年岁之数，水五碗煎至三碗，就砂锅中以厚纸糊满，中开钱大一孔，取药气熏蒸痛处。上二方与案合看，可知顽固难治之头痛或偏头痛，有时用熏蒸法有奇效。

火郁胃痛案

江应宿治中年男子，患心脾痛，积十年所，发时则连日呻吟，减食。

遍试诸方罔效。诊之，六脉弦数。予曰：此火郁耳。投姜汁炒黄连、山栀泻火为君，川芎、香附开郁，陈皮、枳壳顺气为臣，反佐以炮姜从治。一服而愈。再与平胃散加姜炒黄连、山栀，神曲糊丸，一料刈其根，不复举矣。(《名医类案·腹痛门》)

【按语】反复发作的胃脘剧痛，火郁证最多，脉象弦数是其特点。本方系越鞠丸加减而成，重用栀子、黄连，泻热开郁，痛极反佐以炮姜，痛愈平胃以善后，都是值得学习之处。

食伤太阴胃脘剧痛案

予长子年三十二，素饮食无节，性懒于动作。丙戌秋，从予自燕都抵家，舟行饱餐，多昼寝，有时背胀，腹微痛。初冬，过苏州，夜赴酒筵，后脱衣用力，次早，遂觉喉口有败卵臭，厌厌成疾。瘦减，日吐酸水，背胀腹痛。一日，忽大痛垂死，欲人击打。又炒热盐熨之，稍宽快，顷刻吐紫黑血二碗许。连日不食，食入即吐。痛止即能食，食饱又复痛，诸药不应，递发递愈。六脉弦而搏指。此食伤太阴，脾虚气滞。与香砂橘半枳术丸，灸中脘、夹脐膏肓，禁饱食。两月而愈。(《名医类案·心脾痛门》)

【按语】脉症与前案基本相似，只是此案积食较前更重。方用香砂橘半枳术丸，有利于导滞行气，脉象弦而不数，故不加苦寒清泄之品。不用善后之方而亦获愈者，实因此乃新病，又系壮年，食积消除后又禁饱食，使脏器容易自行恢复之故。若前案病已十年，根治就不这样简单，痛时须加栀、连以清热，愈后又须丸药以善后。

肝火血燥吞酸嗳腐案

阳山之内，素善怒，胸膈不利，吐痰甚多，吞酸嗳腐，饮食少思，手足发热，十余年矣。所服非芩连枳实，即槟苏厚朴。左关弦洪，右关弦数。此属肝火血燥，木乘土位。朝用六味丸以滋养肝木，夕用六君加当归芍药以调补脾土，不月而愈。(《名医类案·中气亏损心腹作痛门》)

【按语】脉象弦洪、弦数，素又善怒，乃肝郁化火。脾受肝制，运化失常，故吞酸嗳腐，饮食少思。芩、连、枳实，只能治标，且苦寒化燥，更劫肝阴。故服此虽可使酸腐吐痰等症状暂时缓解，但肝阴不足，肝火无制，病虽暂愈亦必复发。兹用六味滋肾以养肝，六君加归、芍，理脾兼以润燥，乃治本之方。但治本不同于治标，可以速效，必须多服常服，乃克有济。薛氏此案，固有独见，但若改用一贯煎加减，加入沙参、川楝子等，效果当更好。

寒湿腰痛案

东垣治一人，露宿寒湿之地，腰痛不能转侧，胁搐急作痛月余。腰痛论云，皆足太阳足少阴血络有凝血作痛，间有一二证属少阳胆经外络脉病，皆去血经之凝乃愈。经云，冬三月禁针，只宜服药通其经络，破血络中败血。以汉防己、防风各三分，炒曲、独活各五分，川芎、柴胡、肉桂、当归、炙草、苍术各一钱，羌活钱半，桃仁五粒，作一服，酒煎服。愈。(《名医类案·腰痛门》)

【按语】本案系东垣《试效方》，药量少而精，惯于处大方用贵药者，应从此案吸取教益。方中肉桂辛热入血，行血散瘀，破血络之凝血为君，桃仁、川芎、当归濡血行血，防己、苍术除湿。羌活、防风、独活、柴胡祛风以胜湿，并舒太阳、少阳、少阴之气。炒神曲化瘀，兼畅胃气。药量少而精，颇足取法。

游魂为变，惊悸不寐案

许叔微治四明董生者，患神气不宁，卧则魂飞扬，身虽在床而神魂离体，惊悸多魇，通宵不寐，更数医莫效。罗诊视之，问曰，医作何病治之？董曰，众皆以为心病。许曰：以脉言之肝经受邪，非心也。肝经因虚，邪气袭之，肝藏魂者也，游魂为变。平人肝不受邪，卧则魂归于肝，神静而得寐。今肝有邪，魂不得归，是以卧则飞扬，若离体也，肝主怒，故小怒则剧。董生欣然曰：前此未之闻也，虽未服药，似觉沉疴去体矣，愿求药以治之。许曰，公且持此说，与众医议所治之方而徐质之。阅旬日复至，云：医遍考古今方书，无与对病者。许乃为处二方，服一月而病悉除。方以珍珠母为君，龙齿佐之。珍珠母入肝为第一，龙齿与肝同类故也。龙齿虎睛，今人例以为镇心药，殊不知龙齿安魂，虎睛定魄，各言其类也。东方苍龙木也，属肝而藏魂，西方白虎金也，属肺而藏魄，龙能变化，故魂游而不定，虎能专静，故魄止而能守。许谓治魄不宁者宜以虎睛；治魂飞扬者，宜以龙齿，万物有成理而不失，亦在夫人达之而已。(《名医类案·不寐门》)

【按语】西医学对于此等病，只称之曰精神病、神经病、脑病，根本不用五脏分类，故其治法也只是营养药、安神药、健脑药等，效果亦甚不可靠。而中医学对此，则分属于五脏，根据“心藏神、肺藏魄、肝藏魂、脾藏意、肾藏精与志”等分别论治，则有时效如桴鼓。本案论述详明透彻，与张景岳对于《灵枢·本神》精神魂魄的解释，对照合参，则治神思间病，是会大有启发的。

凉药伤目案

管连云之内，目患沿眶红烂，数年愈甚，百计治之不能疗，为延吴御医诊之。曰，吾得之矣。为治大热之剂数服，其病如脱，目复明。问之，曰，此不难知也。此女人进凉药多矣，用大热剂则凝血复散，前药皆得奏功。(《名医类案·目门》)

【按语】此系解凉药之毒而收功。云“目复明”，可知不仅目眶红烂，大概白睛亦赤。急性目赤肿痛，方治甚多，但总以清热行血化瘀为主，例如《医宗金鉴》之没竭散，就是以没药、血竭行血，大黄、芒硝泻热。如果不用硝、黄之行散，纯用芩、连、栀、柏等守而不走之苦寒药，虽有利于清热，但血得寒则凝，故目眶红烂，至数年不愈。改用热药，解寒凝之弊，使凝血复活，故获痊愈。所云大热之剂，未知何药，但活滞血以肉桂，却是必用之药，再酌入养肝活血，搜络行瘀之品，辅佐以成方，大概是这样吧。

经闭目痛案

孙真人在庙治卫才人患眼痛，众医不能疗，或用寒药，或用补药，加之脏腑不和。上召孙，孙曰：臣非眼科，乞勿全责于臣。降旨有功无过。孙乃诊之，肝脉弦滑，非壅热也，乃年壮血盛，肝血并不通。遂问宫人，月经已三月不通矣。用通经药，经行而愈。(《名医类案·目门》)

【按语】此是上病下取。当仿慎柔治左光禄丞瘀目满珠方，用桃核承气汤加山楂、白芷。

背疮不敛案

一男子，背疮不敛，肿发热，小便赤涩，口干体倦，脉洪数而无力。用参、芪、归、术、熟地黄、芎、芍、陈皮、麦冬、五味、炙草、肉桂补元气，引虚火归经，脉症益甚，此药力未能及也，再剂顿退。却去肉桂，又数剂而愈。此症因前失补元气故耳。(《名医类案·背痈疽疮门》)

【按语】背疮溃而不敛，脓血流漓，致使脉数无力体倦，是乃气虚。便赤口干，是乃血虚。十全大补汤加生脉散，药极对证。而服之甚，乃人体气血在习惯中骤加改变所引起的一时性不适应作用，此与阴寒证服温热药有时出现格拒一样。诊断明确，方药无误，故能从容应变，卒获全功。

热厥案

吴孚先治一人，伤寒，身寒逆冷，时或战栗，神气昏昏，大便秘，小便赤，六脉沉伏。或凭外象为阴证，投热剂；或以脉沉伏，亦作阴治。吴诊之，脉沉伏而重按之则滑数，愈按愈甚。视其舌则燥，探其足则暖。曰，此阳证似阴，设投热药，火上加油矣。乃用苦寒峻剂，煎成乘热顿饮而痊。(《续名医类案·伤寒门》)

【按语】此为热厥，并不难诊断。《伤寒论》曰：脉滑而厥者，里有热，白虎汤主之。此案未言何药，只言用苦寒峻剂，想承气汤、四逆散之类耳。

风中廉泉舌强不语案

吕元膺治一僧病，诊其脉，独右关浮滑，余部无恙。曰，右关属脾络胃挟舌本，盖风中廉泉，醉卧当风而成。问之而信，乃取荆沥化至宝丹饮之，翌日，遂解语。(《名医类案·喑门》)

【按语】脾脉络舌本，风中太阴脾经，应见舌强不语，此云舌喑，乃属少阴肾经病，当与地黄饮子，此用荆沥至宝丹而效，仍是舌强而非舌喑。除荆沥化至宝丹而外，资寿解语汤亦可用。从“遂解语”三字，亦可证是舌强而非舌。

膏淋案

少微述季父守信州时，年五十余，值忧劳，患身热作呕。月余，脱肉破䐃，小便淋漓，白如膏饴。官医凌生检一按，名曰膏淋，用六君加远志，一服有奇功。果依方一匕而起。(《名医类案·淋闭门》)

【按语】忧思伤脾，作呕脱肉，俱是脾伤之候，脾不升运则精化为浊，凝而下溜，遂成膏淋。用六君以治本，加远志以宁心，亦以化浊，方简效速，可资取法。

过用人参，壮火烁阴案

吴有良年逾古稀，头目眩晕。乃弟周维，素擅岐黄，与补中益气汤数服。始用人参一钱，加至三钱，遂痞满不食，坐不得卧，三昼夜喃喃不休。诊时见其面赤，进退不常，左颊聂聂响动，其六脉皆促，或七八至一歇，或三四至一歇。询其平昔起居，云自五十即绝欲自保，饮食且强。此壮火烁阴兼肝风上扰之兆，与生料六味，除去萸肉入钩藤，大剂煎服。是夜即得酣寝。其后或加鳖鱼甲，或加龙齿，或加枣仁。有时妄动怒火，达旦不宁，连宵不已，则以秋石汤送灵砂丹，应如桴鼓。盛夏酷暑，则以大剂生脉散代茶。后与六味全料调理，至秋而安。(《续名医

类案·头晕门》)

【按语】此乃人参误补之过。生料六味加减，方亦稳妥。但明系过用人参，自当先用莱菔子一味煎汁饮，使痞满等症消除后，再根治其眩晕。

见光即觉昏晕案

钱国宾治陈叔明，幼年多读，饱学贫居，自甘清淡，有品士也，至三旬外，一见日光即觉昏晕，渐至见光昏晕。遂坐于帐，凡有隙处莫敢窥，如是二十年矣。诸药遍尝。亲友怜其品行，时以升斗周之。与诊，乃阳虚阴极之证，须返本还元之药可治也。用首经、人乳、脐带、胎发、秋石，炼蜜丸如芡实大。朱砂为衣，三更时服下一丸，月余而愈。适钱有此丸，因与之也。(《续名医类案·头晕门》)

【按语】此属奇疾。按中医学理论可试做这样解释：水能鉴物，故瞳神属肾水，水虚反畏其所胜，故不能见光。首经、人乳、脐带、胎发、秋石，俱系填补元精之品，且来自人体，与无情之草木不同，故能收此奇效。但若要彻底弄清其病理，最好结合西医学共同研讨。

开眼则遍身麻木案

巴慈明妇，产后眩晕心悸，神魂离散，若失脏腑之状。开眼则遍体麻木，如在云雾之中，必紧闭其目，似觉少可。昼日烦躁，夜则安静。服四物等则呕逆不食，姜、附等则躁扰不宁。其脉虚大而数，按之则散，举之应指。此心火浮散之象。因产难受惊，痰饮乘虚袭入心包络中，留伏膈上，有入无出，致绵延不已。盖日开则诸窍皆开，痰火堵塞心窍，所以神识无主。目闭则诸窍皆闭，痰火潜伏不行，故得稍安。与东垣所云合眼则阳气不行之麻迥别。况昼甚夜轻，明是上焦阳位之病。与理痰清火之剂，诸症渐宁。然或惊恚，或因饮食，不时举发，此伏匿膈上之痰无从搜涤也。乘发时用独参汤下紫雪，开通膈膜，仍与前药调补半年而愈。(《续名医类案·麻木门》)

【按语】开眼则遍身麻木，闭目则少可，与昼日烦躁，夜则安静，都提示随目之开而痰火妄动，随目之闭而痰火暂伏。此不但与东垣所云合眼则阳气不行之麻迥别，也与《伤寒论》干姜附子汤证之昼日烦躁不得眠，夜而安静不同。盖干姜附子汤证，身无大热，是尚有微热，是表仍未和；脉沉微，纯属里阳大虚，故昼日阳欲外出与邪争而不能，则烦躁，夜间阳行于阴，不与邪争而自安于内则安静。而此病脉则虚大而数，虚大是正气虚而不敛，虚与数兼则正虽虚而仍有邪热；按之则散，里虚无疑，举之应指，邪热尚有外搏之势。昼烦夜静，实即邪动与邪静之反应。此证得之产后，脉又虚大，正虚无疑。正气之所以虚，是难产受惊。惊则气乱，致动火结痰。痰扰神明，故眩晕心悸，神魂离散，若失脏腑之状，总之是虚中有实。痰与湿类，不喜滞腻，故服四物则呕逆不食；火性躁烈，故服姜附则躁扰不宁。正虚而痰伏匿，自非一般祛痰之剂所能胜任。发时与独参汤，助正以胜邪者，因其脉浮大而虚也；用紫雪者，搜剔伏匿之邪，以其脉兼数，且举之应指也。能识透此理，则用药自能裕如。读此案，不在于死记此方，而在于能识透阴阳进退，邪正动静之理。

巧取钓钩案

咸平中，职方魏公在潭州，有数子弟皆幼，因相戏，以一钓竿垂钩，用枣作饵，登陆钓鸡雏，一子学之而误吞其钩，至喉中急引，乃钩以须逆不能出，诸医莫敢措手，魏公大怖。时本郡有一莫都料，性甚巧，魏公召告其故。莫沉思良久，言要一蚕茧，及大念佛数珠一串。公与之。莫将茧剪如钱大，用手揉四面令软，以油润之，仍中通一窍，先穿上钩线，次穿数珠三五枚，令儿正坐开口，渐添引数珠，俟之到喉，觉至系钩处，乃以力向下一推，其钩以下而脱，即向上急出之，见茧钱向下裹定钩线须而也，并无所损。魏公大喜，谢之，且曰，心明者，意必大巧，意明者，心必善医。（名医录）（《名医类案·误吞金锁门》）

【按语】仁人之心，急人之急，仁且智，才能有此成就。

齿缝舌下出血案

一人不咳吐而血见口中，从齿缝舌下来者，药用滋肾水、泻相火，治

之不旬日而愈。后二人证同，俱以此法治之愈。(《名医类案·血证门》)

【按语】齿乃骨之余，齿衄自有属于肾水不足相火有余者，滋肾水泻相火自当有效。但牙龈出血，属胃者尤多，则以牙龈之肿与不肿，血之鲜红与淡红，牙齿之松动与不松动，以及脉象兼证等辨证施治，未可以滋肾水泻相火一法概之也。本证未加详述，读者应有自己的分析。

劳倦伤脾，脉症迭变案

一人年三十余，时过于劳，呕血甚忧。惟诊之，脉皆缓弱。曰，无虑也，由劳倦伤脾耳。遂用参芪归术陈皮甘草麦冬等煎服之，月余而愈。越十余年，叫号伤气，加以过饱，病膈壅闷有痰，间或咯血，噫酸，饮食难化，小便短赤，大便或溏，有时滑泄不止，睡醒口苦，梦多，或梦遗。医用胃苓汤，病甚。汪诊脉，或前大后小，或快或缓，或细或大，或弱，或弦，并无常度。其细缓弱时常多。曰，五脏皆受气于脾，脾伤食减，五脏俱无所秉矣。故脉之不常，脾之虚也。药用补脾，庶几允当。遂以参术为君，茯苓、芍药为臣，陈皮、神曲、贝母为佐，甘草、黄柏为使，服之泻止食进。后复伤食，前病又作。曰，再用汤药，肠胃习熟而反见化于药矣，服之何益？令以参苓白术散加肉豆蔻，枣汤调下。又复伤食，改用参术芍苓陈皮、砂仁丸服，大便即泻。曰，脾虚甚矣，陈皮砂仁尚不能当，况他消导药乎？惟节饮食以养之，勿药可也。(《名医类案·血证门》)

【按语】初时伤脾呕血，仿归脾汤意自可痊愈，惟此后病的重心，全在食难运化上。时愈时发，足见脾虚之甚，除应节食养脾外，惟宜重用人参，方中再少加消导之品为宜。诸方俱是通套之品，无可称述，惟提出“饮食以养之”则极是。并云“脉之不常，脾之虚也”，都是值得学习之处。

小便淋痛案

黄明之六月中小便淋，茎中痛不可忍，相引胁下痛。以川楝子、生甘草各一钱，延胡索七分，人参五分，茯苓四分，琥珀、泽泻、柴胡、当归

梢各三分，作一服，名曰参苓琥珀汤，用长流水三盏，煎至一盏，温服。空心食前，大效。(《名医类案·淋闭门》)

【按语】此方疏肝止痛，利水而不伤阴，颇为可法，亦可以沙参易人参。

血淋案

张文学道卿，传治血淋方：独蒜一枚，山栀子七枚，盐少许，三物共捣如泥，贴患人脐上。所亲患血淋二年余，殊甚，诸医治之罔效。一日，张过视，漫试以前方，即时去黑血片碗许，遂愈。(《名医类案·淋闭门》)

【按语】方佳，可备用。

伤寒纯黑舌需辨阴阳案

薛立斋云：郑汝东妹婿患伤寒，得纯黑舌。医士曾億谓当用附子理中汤，人咸惊骇，遂止。迨困甚治棺，曾往视之，谓用前药，犹有生理。其家既待以死，拚从之。数剂而愈。在抵舌黑之证，有火极似水者，即杜学士所谓薪为黑炭之意也，宜凉膈散之类以泻其阳。有水来克火者，即曾所疗之人是也，宜理中汤以消阴翳。又须以老生姜擦其舌，色稍退者可治，坚不退者，不可治。(《续名医类案·伤寒门》)

【按语】火极似水者，苔黑而燥；水来克火者，苔必滑润，以此为辨，百不失一。生姜擦舌，亦经验之谈，当熟记以备用。

阴虚不能作汗案

吴孚先治魏司马夫人，感冒发热，头痛颈强，遍身拘急，脉浮紧。医用羌、防、芎、苏等发散，毫无汗意。曰：浮则紧矣，独不按其沉则涩手？且左部尤甚，灼见阴虚血不足，不能作汗也。即以前方加当归熟地血药，使云蒸而雨自降。一剂汗如雨，表证悉除。(《续名医类案·温病门》)

【按语】《伤寒论》云："脉浮紧者，法当身疼痛，宜以汗解之。假令尺中迟者，不可发汗。何以知然？以荣气不足，血少故也。"此案即是其例。

痰湿夹瘀，发热腹满案

王氏子，于四月间患感冒，昏热，喘胀，便闭，腹中雷鸣。服硝黄不应。脉之，气口弦滑，按之则芤，其腹胀满，按之则濡。此痰湿夹瘀，浊阴痼闭之候，与黄龙汤去芒硝，易桂苓半夏木香，下瘀垢甚多。因宿有五更咳嗽，更以小剂异攻[①]，加细辛润之。大概腹中奔响之症，虽有内实当下，必无燥结，所以不用芒硝而用木香苓半也。用人参者，借以资助胃气，行其药力，则大黄辈得以振破敌之功，非谓虚而兼补也。当知黄龙汤中有参，则硝黄之力愈锐，用者慎之。(《续名医类案·温病门》)

【注释】

①当是异功。

【按语】案中指出"大概腹中奔响之症，虽有内实当下，必无燥结"。此是临床深有体会之言。此症腹满，按之则濡，云是痰湿夹瘀，浊阴痼闭，亦即肠道湿热之谓。此等证候，常不影响进食，与阳明之为病的胃家实不同。在此种情况下的发热，虽以外感为诱因，但实亦在里之湿热外泛所致。故在里之湿不除，表热亦断难退尽。《金匮要略》云："病腹满发热，十日脉浮而数，饮食如故，厚朴七物汤主之"，即是表里互为狼狈之热。但此类之腹满，虽不能触及硬块之实物，但因湿热弥漫，间亦有按之不甚濡者。至于用药黄龙汤去芒硝，较之厚朴七物汤只是去桂枝加人参、当归而已。

附：黄龙汤(《张氏医通》方)：大黄三四钱(痰秘，姜汁拌)，芒硝二钱，厚朴钱半，枳实、甘草各一钱，当归三钱，人参较大黄减半，生姜五片，大枣一枚。清水煎，将成加桔梗一撮，再煎三沸。治虚极热甚，循衣撮空者。

劳风痰结案

郁金岩劳役后伤风自汗，胸满痰结，咳出青黄涕，大如弹丸。此即

《内经》所谓“劳风法在肺下”也。与茯苓桂枝白术甘草汤加姜汁竹沥二剂而安。(《续名医类案·伤风门》)

【按语】劳风之病，即西医学之支气管扩张。《素问·评热病论》对劳风之预后提出“巨阳引，精者三日，中年者五日，不精者七日，咳出青黄涕，其状如脓，大如弹丸，从口中若鼻中出，不出则伤肺，肺伤则死也”。所谓“巨阳引”，即肺中如涕清稀之痰，由太阳所主之肤表所吸收之意。清稀之痰饮，由巨阳所吸收逐渐浓稠，最后能浓缩成弹丸之状，可能由咯唾而出也，病即痊愈。有不能出者，则嵌于支气管之内，则能令人窒息而死。此案用苓桂术甘汤辛甘化阳而散水，即“巨阳引”之意，又加姜汁、竹沥，所以治如脓状之痰。

所谓“巨阳引”，尤在泾云：“救俯仰者，即利肺气散邪气之谓乎？然邪气之散与否，在乎正气之盛与衰，若阳气旺而精气引者，三日，次五日，又次七日，则青黄之痰从咳而出，则风热俱出而肺无恙矣。”引，即吸收之意。

贪凉饮冷，寒格反见热化案

一刍荛妇，夏季贪凉饮冷，胸中如有一团之火，口鼻间频出火气，诊之，六脉俱阴，舌苔紫青而滑。吴曰，此寒格反见热化也，与干姜、肉桂温散，少加黄连为向导，移时觉胸中之火顿化清凉而愈。(《续名医类案·暑门》)

【按语】此脉舌俱属阴证，而胸中如火，故知寒格。方用干姜、肉桂，亦大顺散之意，若胸中无火热假象，黄连亦可不加。

暑证凭脉施治案

张路玉治内兄顾九如，大暑中患胸痞颅胀，脉亦虚大而濡，气口独显滑象。此湿热泛滥于膈上也，与清暑益气二剂，颅胀止而胸痞不除，与半夏泻心汤减炮姜去大枣加枳实，一服而愈。(《续名医类案·暑门》)

【按语】脉虚大而濡，故知中暑，与清暑益气汤。气口独显滑象，知湿热在膈上，故用半夏泻心汤加枳实。从脉诊得知病理，即从脉象处方相应，切诊乃中医学特色之一，学者其可忽诸？

暑热夹湿，治不得法，将错就错案

章虚谷治周小梅室，六月中感暑邪，身热五日，始延李先生，服疏散一剂，次日病更甚。更医，闻得大便数日不解，即用大黄数钱，鲜生地尤重用，柴胡、厚朴等服之，便下两次，病人自觉爽快。惟晡时发冷，黄昏发热，至天明方休，彻夜不寐。章诊之，询知病由，曰：暑为火湿合化，湿系阴邪，遏热不达，李先生用疏散，则湿开热透，并不错误，乃反误用下剂，使邪陷入阴，故夜热而昼不热，则病势重矣。邪既入阴，欲其转阳甚难，只可转其枢机，兼从阴分清其邪热，乃用草果、苍术、厚朴醒脾开湿透膜原，柴胡以转少阳之枢，青蒿、鳖甲、知母、黄柏清阴分之热。服两日不效，其脉虚濡无力，口甚渴，饮茶不绝，腹满，大小便皆不利，粒米不进。稍饮米汤，口即作酸，此中气大伤。乃于前方去知母加参，又服两日，小便稍利，诸症不减，脉软少神，不进谷食已十二日矣。再延数日，胃气绝则不可救。因其脾肾两伤，元气无权，三焦气化失职，邪反内闭。盖肾伤无开合之力则便阻，脾伤则转运不前而腹满，阳既萎顿，则津液不生故渴甚。非用附子、干姜大助其阳则邪终不化。乃用党参、草果、苍术、厚朴、附子、干姜、生姜、乌梅、白芍，稍加黄连，服两日，腹满减而便下溏粪如胶浆，略进稀粥。又服两日，腹满消而粥食大进，小溲亦长。惟夜热如故。冷则无矣。此湿已化，但有热邪，乃于前方去附子、乌梅加知母三钱，生石膏五钱，服两日热全退，即用清补调理而安。（《续名医类案·暑门》）

原按：此证误下之后热去湿留，徒伤其脾胃，究竟湿中之热亦未能尽去。脾胃既伤，值午后阳衰之时故发冷；热陷湿中扰其营气故发热，夜不成寐；湿热阻滞气机则津液不生故口渴。斯时宜用淡渗之品，加芳香醒脾之药，病可立愈，乃以燥剂劫之，又增入寒凉药，益伤其脾，故不效。继乃用大辛燥以劫之，脾气得辛燥之药而有权，湿为刚燥所劫而胥化，故仍以寒药收功。此将错就错之治，未可以为准则也。方中乌梅、白芍，尤为无谓，先生自谓从乌梅丸变化而来，亦欺人之语。

【按语】凡服疏散之方不愈，或愈而复发的缠绵之热，必有内在潜伏之邪为之支援，如痰、湿、食、瘀之类。费晋卿云："火之为物，本无形质，不能孤立，必有一物与之附丽，而始得存。"本证大便已数日不解，与疏散而病更甚（章氏谓"疏散则湿开热透，并不错误"，其实只疏解而不化内湿，必然伤津，仍是错误），更医用大黄等药，便下而自觉爽快，都是以证明是暑热夹有胃肠道瘀滞。尤其是经章氏用党参、草果等药后，溏粪下如胶浆，随之腹满减而粥进，更说明肠道内湿热溏粪是使本病疏散不愈的原因。湿性黏滞，有时需一下再下，而大黄虽能泻下，但对顽固性黏滞之邪，亦难一时而尽，因此有时需借助于槟榔、二丑、晚蚕沙、皂角子之类（如宣清导浊汤）。本案用药，思路太窄，颇不理想。至于晡时有寒热，天明而热退，乃因申至戌上是阳明主气之时，晡时发作，证明热源在肠道。又，人气暮而收，热无从出，故必至天明阳气升发之时而热始退。明乎此，可知本证如宣痹承气之类，可以考虑。"藜评"颇为中肯，但尚有阐发未尽者，仅赘述于此。

脉伏而厥，战汗似疝案

魏玉横治表侄凌二官，年二十余，丙子患热证初愈，医即与四君干姜巴戟诸气分温补药，久之益觉憔瘦，状若癫狂，当食而怒，则啮齿折著，不可遏抑。所服丸药，则人参养荣也。沈绵年许，其母问予，予曰：此余症未清，遽投温补所致。与甘露饮方，令服十余剂遂痊。甲申夏复患热病，呕恶不眠，至七日，拟用白虎汤，以先日服犀角地黄汤而吐，疑为寒，不敢服。延一卢姓医至，诊其脉伏，按其腹痛，谓此疝症，非外感也。脉已全无，危险甚矣。姑与回阳，脉复乃佳。所用胡芦巴、吴茱萸、肉桂、干姜、木香、小茴香、丁香、青皮、橘核等，约重三两余，令急煎服。盖是日夜半当战汗，故脉伏而厥痛，彼不审以为寒证也，乃用此方。黄昏服下，即躁扰烦渴，扬手掷足，谵语无伦，汗竟不出，盖阴液为燥热所劫，不能蒸发矣。侵晨再至急诊，脉已出且洪数，而目大眦及年寿间，皆迸出血珠，鼻煤唇焦，舌渐黑，小便全无。令以鲜地黄四两，捣汁一茶杯，与之饮下，即熟睡片时。醒仍躁扰，再予白虎汤，加鲜生地二两煎服，热渐退神渐清，次日渐进粥，二白睛赤如鸠目，继而口鼻大发疮疡。改予大剂甘露饮，二十余日，始便黑粪甚颗，犹时时烦扰，服前方五十余日，忽大汗自顶至足，汗极臭，自是全瘳。(《续名医类案·热病门》)

【按语】本患者在丙子第一次热病之余，骤与温补，热病本易伤阴，温补更加助阳，以致“阴不胜其阳”，才出现“状若癫狂”、“啮齿折著”等狂证。经用甘露饮养阴以制阳，虽获痊愈，但已形成阳盛阴亏之体，留有复发的潜在因素。至甲申虽已相隔八年，仍能因患热病而阴虚内热。其呕恶不眠，理应考虑是阳明燥热不降而上冲，与八年前的似狂证均与阳明的燥火有关。只因服犀角地黄汤而吐，便疑为寒，亦太不足据，卢医因其脉伏而厥痛，便谓疝证，给以吴茱萸等辛热劫阴之剂，亦太草率。在突然脉伏而厥的情况下，诊断是确有困难的，但应知阳证忽然变阴，百中无一，本病突然之间，脉伏而厥，阳忽变阴，本不可能，自当从战汗方面考虑。卢医竟不察病史，只据突然之厥，便大剂回阳，阴液更为燥热所劫，真成危证矣。所幸侵晨脉出，厥逆已回，只是津亏血燥，故重剂凉血滋阴，使阴能配阳，始黑粪得下，全身自汗而愈。

学习本案，对于战汗在夜半，侵晨脉转洪数，这样时间性的脉证变化，应予注意，颇有启发。

虚热案

裴兆期治一贵室妇，伤寒汗下后，脉洪大而热不止，口不渴，腹不满，身无寒热，只气乏神疲，昏迷似睡，叫呼不应。医有谓伤寒兼中痰者，有谓是狐惑伤寒者，有谓腹中尚有燥屎更需通利者，有谓是余邪未清更需和解者，裴曰皆非也，乃元气大虚耳。以人参五钱、炒黑姜二钱、当归三钱、五味子三十粒，不问晨夕，频与之，遂身凉脉静气爽神清而愈。(《续名医类案·伤寒门》)。

【按语】此证脉虽洪大，必不任重按，所谓大则为虚是也。口不渴，腹不满，热非来自阳明；身无寒热（指只发热而不恶寒）则热来自太阳；气乏神疲则属虚证无疑。如果只是气乏，则宜补中益气加炮姜以益气而退热。兹不仅气乏，而且神疲，甚至疲到昏迷似睡呼叫不应的程度，故必专重人参才能达到“补五脏、安精神、定魂魄”的目的。加黑干姜以退热，当归以益血，尤其妙在加五味子以收敛浮阳，故能达到身凉脉静气爽神清效果。

企图侥幸，误药致死案

季虬曰：太学朱方仲内人，禀赋极弱，兼之作劳善怒，内热怔忡，胆虚气怯，已三四年矣。壬申夏，忽发厥冒，痰气上升则两目上窜，手足抽搐，不省人事。初时一日一发，三四日后则连发不止，日夜几百次，牛黄、竹沥遍尝不效。余计已穷，意欲用参附峻补，因其时常口渴，大便不通，不敢轻投。适一友至，极赞其决，谓非附不可，强用附子二钱、人参六钱，作一剂投下，午后进药，黄昏发大热，烦躁渴甚，不两日毙矣。此固非因附子而然，第症候决不宜用，侥幸之想，毋漫试也。(《续名医类案·厥门》)

【按语】痰气上升则见厥冒，且见时常口渴大便不通，则“诸逆上冲皆属于火”之候也，此属痰厥。又兼作劳善怒，胆虚气怯，则柴胡加龙骨牡蛎汤中既有柴胡以疏肝胆，又有人参以扶正气，龙牡大黄以化痰泄热，自当有效，或人参温胆汤亦可。乃竟误用参附之壅补，助邪气而闭生机，其死也速矣。

肝阴虚不纳食案

萧山何某，夏月不爽，自谓受暑，食西瓜一个，又服凉药数贴，后无所苦。惟胃不开，每日强饮薄粥一二盅，甚无味，尚行动自如。小便淡黄，大便干，多日不解，胸腹无胀闷，面色如常，舌光红而无苔，酷似胃阴不足，但不喜汤饮。脉则浮中皆无，按之至骨，萦萦如蛛丝。医者犹欲进凉药。曰：此证固非邪火，亦非胃阴不足，乃元阳大亏之症。幸小便淡黄，大便坚固，肾气坚为有根，再服凉药必死。遂用附子理中汤去术加当归、桂枝以养营，数剂毫无效验。又去桂枝加肉桂、吴萸、黄芪，连服十余剂，依然如故。又进前药十余剂，仍复如前。细思其小便通，大便干，则肾元未绝，何以胃总不开？令停药四五日，亦只如是。乃摒去热药，重用鹿角胶，佐以枸杞、当归、参、芪、苁蓉、广陈等湿润养阳，十剂，肺脉稍和，饮食略加。又十剂胃始开，便始通。其人反软弱不能起坐。又养半月始能下床。(《续名医类案·暑门》)

【按语】夏月食西瓜本不足以致病，此应排除。至于服凉药，则夏月伏阴在内，却容易伤阳。“小便淡黄”，“胸腹无胀闷，面色如常”，都是正常健康状态。“大便干，多日不解”，乃纳少之故。“不喜汤饮”，说明内无邪热、痰水等疾患，也都无诊断价值。在这种情况下的食而无味，只能从舌红无苔中找答案。舌红无苔，有属胃阴虚者，药宜甘凉；有属肝阴虚者，药宜酸温。本证不喜汤饮，又脉细如丝，自应从肝阴不足来考虑，以酸温为治。以酸温养肝，也符合“夏月受暑”之治。因为受暑汗多，体液必耗，子盗母气，肝阴易虚。夏月伏阴在内，又服凉药，肝胃两伤，故尔食欲不开。拙意本证应仿《沈氏尊生书》消谷丸之意，以乌梅补肝体，木瓜养肝以和胃，干姜、人参以鼓舞胃气，少加麦芽以遂肝的条达之性，应当有效。本案用药，几经周折，俱搔不着痒。尤其脉细如丝，不是脉微欲绝，说成“元阳大亏”，更是错误。最后处方，用温润之药，有养肝之功，但未加乌梅、麦芽，便不足以疏肝之用，仍嫌美中不足。服温养药之后，其人反软弱不能坐起，更显示出肝为“罢极之本。”本证乃真虚假实之征。

用温补法助汗，即以止汗案

一衰翁年过七旬，陡患伤寒。初起即用温补调理，至十日之外，正气将复，忽而作战，自旦至辰，不能得汗，寒栗危甚。用六味回阳饮，入人参一两、姜附各三钱，煎服。下咽少顷，即大汗如浴，时将及午而浸汗不收，身冷如脱，鼻息亦几无。令以前药复煎与之。曰，先服此药，已大汗不堪，今又服此，尚堪再汗乎？笑谓曰：此中有神，非尔所知也。急令再进，遂汗收神复，不旬日起矣。呜呼？发汗用此，而收汗复用此，无怪乎人之疑之也。不知汗之出与汗之收，皆元气为之枢机耳。(《续名医类案·伤寒门》)

【按语】年老阳衰，不能自汗而解，须温补阳气以助之。及至阳气足与邪气相争而作战，战而不汗，正气仍未胜邪，仍需服参附等回阳药。最后大汗如浴，汗而不收，身冷如脱，更要回阳。从最初的不能作汗，到最后的汗不自止，前后症状表现虽然不同，但最关键的一点都是阳虚不能司开合。此中道理，颇足发人深思。近来有人对某些方剂药物提出有“双重性”者，大都类此，此说当否？请读者思考。

肾火齿痛案

易思兰治一人，患齿病，每有房劳，齿即俱长，痛不可忍，热汤凉水，俱不得人，凡有恼怒，痛亦如之。一年前尚轻，十年后殊甚，每发必三五日，呻吟极楚，竟绝欲。服补肾丸、清胃饮，俱不效。一日疾作，七日不饮食，诊其脉，上二部俱得本体，惟二尺洪数有力。此肾经邪火盛也，也滋肾饮食之，且嗽且咽。下二盏，随觉丹田热气上升，自咽而出。复进二盏，其痛顿止，齿即可叩，永不再作。其方黄柏三钱，青盐一钱，升麻一钱，水五盅煎汤，频漱之，咽下。(《续名医类案·齿门》)

【按语】易氏自注云：“肾脉不沉濡而洪数，是所不胜者侮其所胜，乃妻入乘夫，肾经中已有邪火矣。如遇房劳，则相火一动，邪火上冲，故齿长而痛也。又，肾者肝之母，肝者肾之子，肝主怒，怒气一发，则子益母气，木来生火，而火愈炽矣，齿岂不长而痛乎……故用黄柏为君以滋肾水，泄肾火。青盐为之引，升麻升出肾经火邪，肾脏一清，齿自安矣。”这段话全是用五行生克对肾火齿痛作解释，初学者可能尚难领会。其实，齿者骨之余，肾主骨，故此处之肾实亦指齿而言。洪数脉为火盛，心属火，故尺脉见洪数为心火入于肾宫，称之为妻入乘夫。此火久伏于齿髓至深之地，不同于牙周炎，决非单纯清凉药所能折服，故服清胃饮无效。此症属于火郁，火郁本应发之，不发之则火仍内伏，故服补肾丸（当是指《沈氏尊生书》中治腰痛之补肾丸）亦无效。至于最后之滋肾丸，方中有黄柏，能深入骨中以泻热，也就是入肾泄火；又有青盐，乃清火降火之品，能入血分清湿热，消瘀赤。升麻则阴中升阳，能从血分中提热外出，大有火郁发之之义，故服后有捷效。解释中所谓“夫”、“妻”、“心”、“肾”等语，从整体观论之，固然可以，若只就疾患局部论之，则肾即指齿髓，心指发炎，妻来乘夫，即火伏齿中。明乎此，则学习中医，自能心领神会，毫无捍格。余曾用此方治愈多例牙痛，俱按此思路用药，效果甚好，但未有一例属于房事过度者。本患者因齿痛已绝欲，但仍能“一日疾作七日不饮食”。也说明了齿痛的复发与加重，与房事虽有关系，但却不是绝对的。

壅补久用，泄泻反甚案

易思兰治瑞昌王妃泄泻，屡用脾胃门消耗诸药，四五年不能止。一医用补中益气汤加人参三钱，服一月不泄。忽一日胸膈胀满。腹响如雷，大泻若倾，昏不知人，口气手足俱冷，浑身冷汗如雨。用人参五钱煎汤灌，如是者三。病者服久，自觉口中寒逆，医以为汗出过多，元气虚弱，于前汤内加人参三钱，枣仁、大附子、薄桂各一钱，昏厥尤甚，肌肤如冰，夏暑亦不知热。二年计服人参五斤，桂附各二斤，枣仁七十斤。至已巳冬，饮食入口即时泻出，腹中即饥，饥即食，食而即泻，日十数次。身不知寒，目畏灯。初诊之，六脉全无，久按来疾去缓，有力如石。闻其声尚雄壮。此乃大郁火症也，以黄连四钱入平胃散与之。盖此病火势甚烈，不可偏用苦寒，故以平胃散之温为脾胃之引。饮下少倾，熟睡二时，不索食，不泄泻。饮五日方知药味甘苦。既用通元二八丹与汤药间服，一月，饮食调和，其病遂愈。(《续名医类案·泄泻门》)

【按语】此案先用补而获愈，后用补而反剧，则如何用补，颇值得研究。盖善用补者，必补而不壅。本患者在屡用脾胃门消耗药之后，泄泻四五年不止，其脾虚下陷可知，用补中益气汤，自为对症。但久泻用补，补不宜骤，量不宜大，本病补中益气汤加入人参至三钱，且服至一月之久，在久泻不能运化食物的情况下，如何运化这样的大补之药，自有问题。大量补剂，不加行气之品，初时似愈，实则愈补愈壅。其胸膈胀满，即壅已达到极点，忽而腹响如雷，大泻若倾，此乃物极必反，壅极而泻，亦即人体自身之排他自救作用。手足俱冷，冷汗如雨，亦一时阴阳气不相顺接，非绝症也。医不识此，反更与大量参附，其壅愈甚，其泻愈迫，竟至六脉全无。此虽似大虚大寒，然而知饥知食，久按脉动有力，声音尚宏，则羸状之中，大实存焉，故用平胃散以制敦阜。用黄连者，以其身不知寒，目畏灯光，气有余便是火故也。

附：通元二八丹，乃《沈氏尊生书》方，药为：黄连八两，芍药、当归、生地黄、乌梅各五钱，用雄猪肚一个，入药末于内，绵缝，铺韭叶二斤于锅内，蒸一日，以药热为度，取出捣丸，如梧子大。每服七十丸，空腹姜汤下。

劳伤脾肺水泛汗出案

杨乘六治朱氏子，年二十外，劳倦发热，上半身自汗如雨，三昼夜不止，一切敛汗方法无效。脉之，浮细沉洪，软弱无力，面白无神，舌胖而濡，且白滑。意此必肺气大虚而腠理不固也，以黄芪汤加五味、附子各二钱，自子至卯，连进三剂，其汗如故。思之良久，乃用蜜炙黄芪二两，人参五钱，白术一两，蜜炙升麻、柴胡、陈皮各一钱。上半身有汗，下半身无汗，明是阳气不能内敛，予归身、炙草、炒黑干姜各二钱，白芍、五味、附子各三钱，大枣五枚，一剂而敛。此症本以劳力伤其脾肺，中脏之阳，陷而不升，卫外之阳，虚而不固，以致阴气不能下降，乘虚外溢，故特用升麻以升提下陷之气，用黑姜以收固卫外之阳，使在外而为阴之卫，在内而为阳之守。后用清金滋水等剂而愈。(《续名医类案·汗门》)

【按语】此乃脾肺气虚兼水饮上泛之证。汤名“黄芪”者甚多，此当是《济生方》中治“阴阳偏虚，发厥自汗或盗汗不止之黄芪汤”。本案服黄芪汤加五味、附子不效，改用补中益气汤加味，一剂即效，关键在于重用白术至一两，且加黑姜之故。因为劳伤至于发热，又面白无神，这就必须补中益气。在舌质淡苔白滑这样中阳不足情况下的自汗不止，就需要温中健脾以化湿。脉浮取细而沉取洪，也是肺气虚于表，水湿壅于里的脉象。细想此证若不是汗出不止，必致水饮内停或上凌，出现心悸、头眩等症。本证和《伤寒论》“太阳病发汗，汗出不解，其人仍发热心下悸”的真武汤证，“汗出不渴”的茯苓甘草汤证等，有不同处，也有相同处，除了“发热”与真武汤证同，“汗出”与茯苓甘草汤证同之外，还有小便不利一症，三者必须相同。正因为三者异中有同，所以都以治水为目的。真武汤是扶肾阳以镇水，茯苓甘草汤是壮心阳以制水，而本证则是在补中益气的基础上，健脾以化湿，温中以退热。要健脾化湿，故重用白术，要温中退热，故加黑姜。白术能化湿止汗，《内经》之泽泻术方，就是其例。黑姜能退热，古人也有阐述，如《药品化义》谓"炮姜退虚热"就是。尤其《长沙药解》谓其有"燥湿、温中、行郁、降浊、下冲逆"等作用，更与本案病理相符。总之，本方之所以取效，即案中所说"阳升而阴降"。所谓阳升，就是肺气固于表，脾阳振于中；所谓阴降，即指脾肺气振之后，能通调水道，巩固堤防，使水液不上泛而下趋的意思。但本方也有可商之处，除魏之琇批注所云"柴胡升麻究竟无谓"外，拙意认为还应当去当归加茯苓。

津液不生虚热案

来天培治蔡氏女，病经六七日，时七月初旬，发热头痛，胸满腹痛，烦躁口渴，目闭神昏，时有独语，脉浮细而数，按之模糊。问曾手足抽掣乎？曰，然。曰，此俗所谓暑风伤寒也。用香薷、青蒿、羌、防、枳、桔、秦艽、钩藤、菖蒲、半夏曲、藿香、柴胡、黄连，一剂症减，神清脉亦和，前方去羌活、菖蒲、枳、桔、香藿加广皮、厚朴、花粉、丹皮，一剂渐安。惟热未退尽，此津液不生之故耳，改用生地、麦冬、茯苓、花粉、黄芩、石斛、广皮、谷芽、半夏，又二剂痊愈。(《续名医类案·暑门》)

【按语】时当七月，乃暑中夹湿之令，症见胸满烦躁口渴神昏，自当清暑化浊芳香通窍。初方亦基本周到，此不难理解。所可贵者，指出"热未退尽，此津液不生之故"，亦即在热盛耗阴的情况下，须生地黄、麦冬、玄参、石斛之类养阴以退热，这为临床退虚热开发了思路。

燥屎内结吐逆案

有妇人病吐逆，大小便不通，烦乱，四肢冷，渐无脉息，凡一月半。与大承气汤两剂，至夜半渐得大便通，脉渐生，翌日乃安。此关格之病，极难治，医者当谨慎也。经曰，关则吐逆，格则小便不通。如此，亦有不

大便者。(《续名医类案·呕吐门》)

【按语】此证主要是燥屎结于肠道，故大便不通，压迫尿道故小便亦不通。下既不通，浊气不得降而反升，故形成吐逆。治法是通其下则吐自止。引经文“关则吐逆，格则小便不通”，误。此文出自《伤寒论·平脉法》，原文为“寸口脉浮而大，浮为虚，大为实，在尺为关，在寸为格，关则不得小便，格则吐逆”。

寒凉遏伏胃热郁结致吐案

魏玉璜治鲍绿饮，年二十余，以夏月肩舆反歙，途次受热，鼻衄盈盈。愈后啖梨，遂得吐证，盖肝火而胃寒也。百治无效，闻道吐字则应声而呕，以故家人咸戒之。后至吴门，就叶氏诊，以其脉沉细，令服附子理中汤，人参姜附俱用三钱。服后出门，行及半里，觉头重目眩，急归寓，及门而仆。幸其尊人，雅谙药性，谓必中附毒，亟煎甘草汤灌之，良久乃苏。后去附子，仍服三剂，吐转剧；再往诊，仍令服前方，遂不敢试，改就薛氏告以故。薛用六君子汤，服四剂无验。再求诊，适薛他往，薛婿令照方加益智仁一钱，再服亦不应。又求诊于孙某，其方用甘草八钱，不下咽即吐，因不复求治而返。偶以冬月送殡感寒增咳，缠绵至夏。余偶访之，则病剧，询知为向患吐，近复二便俱秘，已七八日不食，惟渴饮茶水，更医数人，或令以艾灸脐，俱不应。请诊之，见其面色青悴，脉弦伏而寸上溢，谓此缘脾阴大亏，木火炽盛，又因久咳肺虚，肝无所畏，遂下乘脾而上侮胃，致成关格。幸脉不数，易已也。宜先平肝，俾不上冲而吐止，斯肺得下降而便行。令以黄连、肉桂各五分，隔汤蒸服。饮下觉吐稍止，即能食糕数块。然二便胀不可支，令以大田螺一枚，独蒜一枚，捣烂敷于丹田，以物系之。不逾时二便俱行，所下皆青色，遂霍然而愈。时甲戌五月二十七日也。后与六味加减，入沙参、麦冬等，咳嗽亦止。向后常服养荣之剂，吐不作矣。(《续名医类案·呕吐门》)

【按语】本吐证服参附不止，服六君不止，自非胃寒。从受热鼻衄之后食梨而引起来分析：鼻衄是血热上冲，衄虽暂愈，余热未清，又骤然食梨，诚如魏之琇批注所云“梨之甘寒，不足以胜其热，反激动其猖狂之热”，形成顽固之吐。此吐亦即“诸逆上冲，皆属于火”之故。至于脉象，叶氏谓沉细，魏氏则谓弦伏而寸上溢。从本病的形成是内热食梨，症状只吐不泻，久之又形成便秘；治疗则用过参附六君不效，显然此吐不能责之脾肾虚寒。因此，其脉象，乍看虽是沉细，但详加寻按，则沉细之中犹呈弦象且有上溢之感。《内经》云“诸逆上冲皆属于火”，此症颇为近之。故求之于肝，方用黄连以泻火，肉桂以平肝，乃中医之术语，其实是胃脘之热，因寒凉遏伏而郁结，不能运化而下达，必冲逆而上出。方以黄连清热，但寒性凝敛，不利于郁热之行散，故又加肉桂以开之。热散结开，吐症自止。至于“感寒增咳”、“二便俱秘”，乃久不进食，屡吐伤津之故，此属继发症，须滋阴以润燥，六味加沙参、麦冬，极为对证。捣独蒜田螺以通便，乃在不宜泻下伤津情况下的外治法，亦甚可取法。

学习本案，要领会以下几点：①临床工作，若掉以轻心，便易治疗错误，名医叶、薛，只因轻视了吐证，粗枝大叶，几致医疗事故。②所谓怪病，往往犹如猜谜，一点即破，本无所谓怪。

胃家燥热致吐案

倪首善，年未二十，禀赋甚弱。早婚，得吐病。或与二陈五香等剂转甚。有用桂附者，一剂觉不安乃止。有教单食猪油者，初颇效，后亦不应。脉之，虚弦觉数。与生熟地、沙参、麦冬、川连、蒌仁，四剂后去连，又三十余剂而痊。(《续名医类案·呕吐门》)

【按语】本吐证，服香燥之剂而转甚，自宜润阵之方，服猪油初效而后不应，盖油性润燥则可，但燥性属火，不清其火，效亦不固。后用诸药，川黄连虽燥，但加于人参、麦冬之中，则燥性失而凉性存。至于瓜蒌仁，医谓呕家忌用，则亦指痰湿致呕而言。喻嘉言之清燥救肺汤，治诸气膹郁，诸痿喘呕，其中就有麻子仁、杏仁等药，本证改用此方亦必有效。

阴中求阳治吐案

张路玉治汤伯乾子，年及三旬，患呕吐经年，每食后半日许，吐出原物，全不秽腐。大便二三日一行，仍不燥结，渴不喜饮，小便时白时黄，屡用六君子、附子理中丸、六味丸皆罔效，日濒于危。诊之，两尺弦细而沉，两寸皆涩而大。此肾脏真阳大亏，不能温养脾土之故。遂以崔氏八味丸与之。或谓附子已服过二枚，六味亦曾服过，恐八味未能奏效也。张曰：不然。此症本属肾虚，反以姜附白术伐其肾水，转耗真阴。至于六味，虽曰补肾，而阴药性滞，无阳则阴无以生，必于水中补火，斯为合法。服之不终剂而愈。(《续名医类案·反胃门》)

【按语】食入反出，服姜附不热，皆是无火之征。益火之源以消阴翳，古有明训，故服八味丸而愈。所论病理，亦明白晓畅。

通因通用治疟痢反胃案

萧万舆曰：崇祯戊寅岁，余客汴梁，为一郡王宫人治产后发呃证，周言及先王壮龄时，患疟痢反胃，遍治不瘥，自料无生理。一草医亦精于脉者，连投五剂，用大黄七两，始能食。此亦常有之症。吾乡有患痢者，医以大黄四两下之，见者皆惊愕，然服之痢反减，数服而愈。此等症迂读立斋景岳书者，讵有生理乎？再投十余剂，计服大黄斤许，前症渐愈。后日服痰药滚痰丸，两旬方得全痊。年余连生五子，寿至九十三岁而薨。如此禀赋，亦所不概见者。(《续名医类案·反胃门》)

【按语】此非难治之症，大黄亦非可怕之药。1982年初夏兖州一患者求诊，腹泻频繁，日数十次，病情已半年余，不敢吃油腻，不敢吃生冷，百治不效，医生曾怀疑为肠癌。余诊时，舌苔黄腻，大便泻而不爽。处方：生大黄30g，黄酒煎服。1剂服后泻的次数减半，2剂即觉痊愈。4剂之后，任食生冷瓜果，亦不再泻。可见肠垢不尽则热泻不止。大黄《本经》称："下瘀血、血闭、寒热，破癥瘕积聚，留饮宿食，荡涤肠胃，推陈致新，通利水谷，调中化食安和五脏。"正由于能"推陈致新"，才起到"安和五脏"的良好作用。虽有"生用力猛"之说，但未配入枳朴等气分药，且经过煎煮，而非渍用散服，所以并不像一般想象的那样峻利。《医学衷中参西录》载："愚在籍时，曾至邻县海丰治病，有杨氏少妇得奇疾，赤身卧帐中，其背肿热，若有一缕着身，即觉热不能忍，百药无效。后有乘船自南赴北闱乡试者，言系阳毒，俾用大黄十斤，煎汤十碗，放量饮之，数日饮尽，霍然痊愈。”据文献记载，服大黄以此案量为最大。

滋补肝肾治气逆呕吐案

来天培治周殿先室，年近古稀，每病胸中痞塞，背寒，时或气逆呕吐，有块在胸下，饮食不思，数日稍痊。或用山栀、黄连、木香、香附、吴萸等药勿效。诊之，六脉皆细而软，曰，此肝肾气虚上逆之证，宜滋肝益肾养血扶脾，引火归元之剂，用牛膝、泽泻、归、芍、枸杞、茯苓、山药、萸肉、沉香、肉桂，二剂诸症霍然。后复作，服此即痊。(《续名医类案·虚损门》)

【按语】《金匮要略》云：“胸痹心中痞，留气结在胸，胸满胁下逆抢心，枳实薤白桂枝汤主之，人参汤亦主之。”此是心肺阳虚，饮停胸中不化之证，颇与本患者相似。但本患者六脉皆细而软，细为阴虚，濡为精伤，故既不宜枳实薤白之开泄，又不宜白术、干姜之燥烈，方用益肝养肾之药，奠安其下，使浊气下降，则呕逆痞塞皆愈。方中尤得力于沉香、肉桂二味。

补肾纳气治嗽案

黄履素曰：立斋治痰，每言肾虚水泛为痰，法当补肾。予壬申秋咳嗽多痰，自知因于色，遵先生法服六味丸，更不治痰嗽，月余竟愈。时师治痰最忌用熟地，以为腻膈，是无知个中妙理哉！(《续名医类案·痰门》)

【按语】咳嗽有痰，有宜于发散者，当然要忌滞腻之品，湿盛生痰，亦当忌用。惟咳嗽既久，肺肾阴虚者，正宜熟地黄之类，补肾以纳气。因肾不纳气，则水上泛而为痰，若一味治痰，阴不竭则痰不止。临床常见，屡屡攻痰而痰终不绝者，其原因就在于此。

又，凡肾气不摄，水气上泛之痰，其痰虽稠而不黏，易吐易咯，量多而频，服治痰之品不愈，或虽暂愈而复发，舌质多红，是其特点。

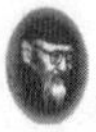

肝郁夹痰头痛案

孙文垣治蔡乐川内人，患头痛如刀破，发根少动则痛连满头，痛倒不省人事，半时乃苏，遍身亦作痛。胸胁饱闷，饮汤水停膈间不下。先一日因怒吐水数次，蛔虫三条，今或恶风，或恶热，口渴，或不渴，而大便秘。脉则六部皆滑大有力。此痰厥头痛也。先以藿香正气散止其吐，继以牛黄黑虎丹清其人事，头仍痛甚。又以天麻、藁本各三钱，半夏二钱，陈皮、白芷、薄荷、麻黄、生姜、葱白煎服，得少汗而头痛少止。至晚再服之，更痛止大半。人事未全清，此盖中州痰盛，非下不可。乃用半夏五钱，巴霜一分，面糊为丸，每服三十丸，生姜汤下。下午，大便行三次，皆稠黏积痰也。饮食少进，余症差可。惟遍身疼未尽去，改用二陈汤加前胡、石膏、藁本、薄荷、枳壳、黄芩、石菖蒲调理而安。(《续名医类案·头门》)

【按语】此证主诉曾是头痛，但主症则在于胸胁饱闷。胸胁饱闷，因怒而得，自是肝气郁结不能疏泄所致。胸中是气机升降的枢纽，胸中气结，清气不能升浊气不能降，所以头痛。肝气既郁，相火不得畅行，就遍身疼痛。其或恶风或恶热，与往来寒热同理，也是肝郁的反应。口渴或不渴，吐水吐蛔，亦和“厥阴之为病，消渴，食则吐蛔”一样，可以责之于肝。惟六脉滑大，大便秘，则是实在阳明。统观此案，乃肝郁夹痰，厥阴与阳明同病。治疗似可采用大柴胡汤加栀子、牡丹皮、芒硝，解肝郁，泻相火，下顽痰。肝胃同治，痰消郁平，自可痊愈。本案未先治肝，却先以藿香正气散止吐，藿香正气散乃芳香化浊之品，与此证之吐毫不相干，继以牛黄黑虎丹清其人事，这虽然也能使心窍暂开，但究非治本之方。其余如以天麻等煎服治头痛，其头痛之所以少愈，究竟是火随少汗稍得疏散之故，其方则无足取。最后用半夏、巴豆霜下积痰，痰行而诸症转轻，这最后虽然也达到肝郁解积痰除的目的，但认证不清，方药太杂，为事倍而功半之案也。

清热解毒治疗头痛案

张三锡屡见苦头痛，百法不效。询之，曾生过杨梅疮。用土茯苓四两，白鲜皮、苦参、金银花各三钱，黄柏一钱，皂角子三十粒，薏苡仁、木通、防风各二钱，气虚加参芪，血虚加四物，大获其验，身痛亦效。(《续名医类案·头门》)

【按语】《广笔记》载：沈观颐中丞传自一道人头风神方，“予仆妇患此，痛甚欲自缢。服二剂，数年不发。土茯苓四两（忌铁），金银花三钱，蔓荆子、防风、明天麻各一钱，玄参八分，辛夷、川芎各五分，黑豆四十九粒，灯心二十茎，河水井水各盅半，煎一盅服”。二方主药基本相同。另据有关资料报道，有重用土茯苓方治愈脑瘤的，临床可参考。

引火归元治咽肿案

蒋仲芳治一友，始而牙痛，既而咽肿，医投凉药痛转甚。诊其脉沉细，大便一日二三次。曰浮火上升也，其足必冷。察之果然。以金匮肾气丸料，作汤与之，服完即睡，觉来病如失。(《续名医类案·咽喉门》)

【按语】此案病起卒然，脉沉细而足冷，下真寒而上假热，诊断并不困难。用肾气丸作汤服，引火归元，故取效甚捷。王洪绪云：“咽喉之地，最为急症，顷刻而痛难忍者，系寒；婉转而痛方腾者，系热。犹之雷电之焰因阴生，燎原之火由渐著。”《内经》云：“骤起非火，缓发非寒”，虚寒实热，识透者获济，是在明达之士，知所区别。可作参考。

金实不鸣音哑案

王惟一数年前，虽有血证，而年壮力强。四月间忽患咳嗽，服发散药后，痰中见血数口；继服滋阴药过多，遂声飒而哑，时觉胸中气塞。迁延月余。诊之，脉虽沉涩，按之有力，举之应指。且体肥色润，绝非阴虚之候。盖此之声哑，是金实不鸣，非金破不鸣之比，因与导痰汤加人中黄、泽泻，专一涤痰为务。四剂后痰中见紫血数块，其声渐出飒未除，更以秋石兼人中黄、枣肉，丸服经月，而声音清朗。始终未尝用清理肺气调荣养血也。(《续名医类案·喑门》)

【按语】声音不出，乃会厌之病，因为“会厌者，音声之户也。”由服滋阴药太多而声嘶哑，乃阴药滞腻所致，与导痰汤行阴药之滞，加人中黄凉血解毒，故痰中见血数块，其声亦渐出。秋石、人中黄有清热、行痰、软坚之效，故久服会厌之门渐开而声音清朗。

腰缠火丹案

李士材治一妇人，受暑胁痛，皮黄发泡，用清肝破气之剂不效，用大瓜蒌一个，捣烂，加粉草、红花少许，药入而痛止。(《续名医类案·胁痛门》)

【按语】此名腰缠火丹，现称带状疱疹。瓜蒌苦凉解热毒消痰水，此方内服有效，外用亦有效。

因食冷粽致腹痛案

陆肖愚治尤少溪，年近六十，性急多怒。因食冷粽四枚，遂患腹痛，并胁亦痛。医用平胃散加枳实、黄连不效。彼亦知其家润字丸方，以五钱分三服，令一日内服之，大便已泻而痛仍未止。谓通则不痛，今通而仍痛，药力浅而积未尽也，再以五钱令一日服之，大便数十行皆清水，而痛反增剧，号叫不已，饮食不进，面色青紫，势危极。陆脉之，弦细沉弱，右关弦而有力。曰：虚中有实，消则元气即脱，补则腹痛尚剧。因用理中汤料五钱，配枳实五钱，一日二剂，始下坚积缶许。是夜痛大减。明日减枳实之半，又二剂而腹痛痊愈，胁间尚微痛，去枳实加青皮吴茱萸，数剂而痊。后以调气养荣汤理之。(《续名医类案·腹痛门》)

【按语】脉弦细沉弱，说明正气已见亏损，右关仍弦而有力，则知积仍未尽去。但在有积滞的情况下，弦总比涩好，涩则正气已无袪邪之力，而弦乃正气尚有生发推动之象，故可助正气以袪邪。枳实配理中汤，其得力处全在人参一味。

肝郁腰痛案

李学虬曰：先安人因女亡，忽患腰痛，转侧坚苦，至不能张口授食。投以鹿角胶不愈，以湿痰疗之亦不效。遍走使延仲淳。曰：此非肾虚也，如肾虚不能至今日矣。用白芍药、制香附各三钱，橘红、白芷、肉桂各二钱，炙草一钱，乳香、没药各七分半，灯心同研细，临服下之。一剂腰脱然，觉遍体疼，仲淳曰愈矣。再煎渣服，立起。予骇问故，仲淳曰：此在《素问》"木郁则达之"，顾诸君不识耳。(《续名医类案·腰痛门》引《广笔记》)

【按语】肾虚腰痛，其来也渐，痛是酸痛。肝郁所致腰痛（也包括全身肢体皆痛），其来也骤，其痛是拘急不舒，活动即痛。本患者是"忽患腰痛，转侧坚苦"，且在亡女之后，自是肝郁所致，诊断为肾虚腰痛，这是学识不到的缘故。方以香附疏肝，肉桂平肝，且有橘红、白芷、乳香、没药等芳香散郁，苦辛行血之品以为佐使，故获痊愈。

阳虚血少致腰痛案

刘宏辟曰：一女病腰痛，医以杜仲、补骨脂等治之不效。诊其脉，浮细缓涩，知为风寒入于血脉耳，与当归四逆汤，剂尽痛瘥。同年周六谦患腰痛，牵及两胯，每酉戌亥三时别发，余时则否。脉沉而涩，予以此汤少加附子，二剂而愈。次日前医来，深诋此方之谬，复进杜仲等药，腰痛如故。怪而问之曰，或又服他药耶？已以实对。令其再服四逆汤一贴愈。(《续名医类案·腰痛门》)

【按语】当归四逆汤能益血通阳，对于阳虚血少症见肢冷脉细者最为相宜。前症脉浮中兼细，浮即为风，细即血少，兼缓兼涩，也是血少而不流利之象，故予此方有效。后案脉沉而涩，亦血少之象。但沉则阳气亦虚，故加入附子。痛牵两胯，为邪散足少阳之络，每于酉戌亥三时即发者，乃阳气由行阳初入行阴的邪正相搏之象，过此时痛止，是正气已虚，邪正混为一家，反相安无事。用补骨脂等药，痛反增剧，是只补不散且辛燥伤血的缘故。

痰湿腰痛案

裴兆期治一人腰痛，用杜仲、山萸、当归、续断之类，久而弥甚，就质于裴。裴细审之，其人饮食减少，时发恶心呕吐，乃胃中湿痰之侯也。且其痛卧重而行轻，每卧欲起则腰胯重坠不能转侧，必将身徐徐摆动，始可强起而行。迨行久反渐觉舒和。此盖湿痰乘气静而陷入腰胯之间，故作痛。乘气动而流散于腰胯之外，故渐舒和。若肾虚则卧而逸，痛必当轻，行而劳，痛必当重，何以如是之反耶？初与小胃丹十五粒，连下宿水四五行，继以二陈汤去甘草加苍术、泽泻、砂仁，三剂痛顿减。随与苍术为君之大补脾丸，服未旬余，痛即如失。(《续名医类案·腰痛门》)

【按语】凡痛，因活动而由剧转轻的，必宜于散而不宜于补，本证就是这样。从恶心呕吐，知是痰湿为患，故以泻痰燥湿取效。病理既明，就治有准则，方药则不必拘于成方，可以灵活运用。

鹤膝风案

一人患鹤膝风五年，敷药三日即愈。王心涵传：乳香、没药各一钱五分，地骨皮三钱，无名异五钱，麝香一分，各为末，车前草捣汁，入老酒少许，调敷患处。(《续名医类案·鹤膝风门》引自《广笔记》)

【按语】鹤膝风即类风湿关节炎之膝关节肿大者，此证颇难治。本案五年之病，外治三日即愈，可以临床试用。

泻相火治愈梦遗案

赵景之太史未第时，因劳心太过，患梦遗证三四年矣，不数日一发。发过则虚火上炎，头面烘热，手足冷逆，终夜不寐。补心肾及涩精药，无不用过。壬申春偶因感冒，来邀诊视，谈及前症之苦，为疏丸方，以黄柏为君，佐以地黄、枸杞、莲须、鳔胶、萸肉、五味、车前、天麦冬之类，不终剂而瘳。初景之疑黄柏大寒不欲用，为尊恙之所以久而不愈者，正未用此药耳。五脏苦欲补泻云："肾欲坚，急食苦以坚之"，黄柏是也。肾得坚，则心经虽有火，而精自固，何梦之有哉？向徒用补益收涩，而未及此，故难取效。(《续名医类案·遗精门》)

【按语】凡有梦遗精，皆属相火，这是梦遗的根源。劳心太过，只是诱因，诚如案中所云："肾得坚则心经虽有火，而精自固。"患者曾服过补心肾及涩精药，但无效，而此次用熟地黄、枸杞子、天冬、麦冬等，也是心肾药，其所以有效，全在黄柏为君的缘故。此案并无很深医理，只是有不少医者，一见遗精，便要涩精止遗，很少能想到"苦以坚之"罢了。

脾湿下溜淋浊案

施笠泽治公谟病小便黄，医欲用淡渗之剂，施曰："《灵枢》不云乎？'中气不足，溲便为之变'，但当服异功散加黄柏一二分可也。"医曰："黄柏一二分，遂足清利小便耶？"曰："子不观之漉酒者乎？浊醪数斗，投以黄柏少许，旋澄清彻底，岂一溲不足当之！"众皆大噱，用之果然。(《续名医类案·淋浊门》)

【按语】此案收入淋浊门，可知其所说的小便黄是指白浊而言。白浊之原因很多，故用方亦不同，此云"中气不足"，当是脾不散精，脾湿下溜所致。这类中气下陷之证，其所下当如腐花腐浆如米泔，马口不干、不痛。故以异功散得愈。黄柏固然有利于清利下焦湿热，但只用一二分，又入煎剂，而非丸散，量微力薄，恐与疗效无关。

精竭肾伤湿热壅聚胞痹案

闵少江年高体丰，患胞痹十三年，历治罔效，凡遇劳心嗔恚，或饮食失宜，则小便频频滴沥，涩痛不已。夜略交睫，即渗漉而遗，觉则阻塞如前。服人参、鹿茸、紫河车无算，然皆无碍，独犯丹皮、白术即胀痛不禁。张诊之，曰：病名胞痹，惟见于《内经》，由膏粱积热于上，作强伤精于下，湿热乘虚聚于膀胱。《素问》云："胞痹者，小腹膀胱按之内痛，若沃以汤，涩于小便，上为清涕。"详其文，则知膀胱虚滞，不能上吸肺气；肺气不清，不能下通水道，所以涩滞不利。得汤热之助，则小便涩滞微通，其气循经蒸发，肺气暂开，则清涕得以泄也。因与肾沥汤方服之，其效颇捷。原其寝则遗溺，知肝虚火扰，疏泄失宜，所以服丹皮疏肝之药，则胀者不胜其气之窜，以击动阴火也。服白术亦胀者，不胜其味之浊，以壅滞湿热也。服人参、鹿茸、河车无碍者，虚能受热，但补而不切于治也。更拟加减桑螵蛸散，用羊肾汤泛丸，庶有合于病情。然入秩之年，犹恃体丰，不远房室，药虽中窍，难保其不复也。(《续名医类案·淋浊门》)

注：肾沥汤出自《证治准绳》，其方是：麦冬（去心），五加皮（一方用炙桑皮）、犀角（镑）各一钱五分（一作一钱），杜仲（姜汁炒去丝，一作盐酒炒）、桔梗、赤芍（煨）（一方无赤芍有赤茯苓），木通各一钱（一作各一钱五分），桑螵蛸一个（一作二个，炙）。清水二杯，加羊肾二枚（去脂膜，竹刀切片，入竹沥少许），煎至一杯，空腹时顿服。药渣临卧时煎服。

【按语】从此案的病理分析与用药，足见张氏医家的功底之深。“膏粱积热于上，作强伤精于下，湿热乘虚聚于膀胱”，这是本证形成的病理机制。精竭肾伤，不能注其气于膀胱，膀胱又为湿热所壅，已失其州都气化的灵活功能。下焦既壅，又不利于肺气下降，这就是“不能上吸肺气”的原因。肺不能通调水道，所以小便滞涩不利。因此，强壮肝肾，增强州都之气化以治其下；清肺阴以恢复其清肃之气以治其上，这是治本的两次措施，再泻膀胱湿热，以治其标，标本兼顾，源清流洁，病即自愈。杜仲、五加皮俱补肝强肾，能治阴下湿痒，尿有余沥；桑螵蛸补肾助阳、固精缩尿，这都是主药。麦冬养肺阴，桔梗开肺气，二药合用，升降濡润之中，兼具开通之力，这是清其上源，更有利于增强补肾化湿药的功用。犀角、赤芍、木通，解毒化瘀，通窍止淋，这是因为津血同源，瘀久必伤及血分之故。羊肾加竹沥，以脏补脏，补而不滞。案中对于服牡丹皮、白术即胀痛不禁和“夜则渗漉而遗，觉则阻塞如前”的病理剖析，俱能发人深思。

要说明的一点是：关于《素问·痹论》中之胞痹一段文字，张氏的解释还有待商之处。胞痹证的原文是：“胞痹者，少腹膀胱按之内痛，若沃以汤，涩于小便，上为清涕”。“内痛”两字《太素》作“两髀”。《新校正》亦云：“按全元起本，内痛作两髀。”又按《说文》：“髀，股也。”又“股，髀也”。段注：“股，髀也，浑言之。此曰髀，股外也，析言之。”所谓“浑言之”，就是说，股内股外统而言之叫髀。又《灵枢·百病始生》篇云：“其著于伏冲之脉者，揣之应手而动，发手则热气下于两股，如沃汤之状。”《金匮·痰饮咳嗽篇》云：“青龙汤下已……气从小腹上冲胸咽，手足痹，其面翕热如醉状，因复下溜阴股，小便难。”前者作“两股”，后者作“阴股”。据此，则“内痛若沃以汤”自当是“两髀若沃以汤”。“若沃以汤”，就是“若沃汤之状”，它是湿热由膀胱波及下行的太冲之脉的反应，而不是“得热汤之助”，也就是“若”作“似”解，而不是以若为假设之辞。这点，张氏并不清楚，似作强解。

肝阴不足疝气案

魏玉横曰：汪氏甥，素有疝证，发则囊如盛二斗粟，憎寒壮热。或与小茴香、青皮、木香、胡芦巴等服之，囊肿赤而痛甚，势将成痈。次日，仍与前药。诊之，脉数大无伦，面赤黯。亟用熟地二两，杞子一两，川楝一枚，一剂而愈。后与人哄，颠顶着棒，闷绝而苏。次日阴囊肿大如疝发时，于是颠痛甚则囊痛减，囊痛甚则颠痛减，寒热往来，专科遍治无效。盖厥阴肝脉下络纂上行颠，故上下相连，而其痛互为消长也。与前方数剂，上下皆愈。凡疝治之失宜，过服香辛燥烈之剂，遂成劳损者多矣。(《续名医类案·疝门》)

【按语】凡疝皆属厥阴，古人已有论及。本证用小茴香等辛温走窜之药而反剧，以大剂熟地黄、枸杞子，少佐以苦寒降泄之川楝子，一剂而愈，自是肝阴不足畏劫之故。阴虚所致之囊肿，与阴虚可出现周身水肿的道理颇有相似之处。至于囊痛甚则颠痛减，颠痛甚则囊痛减，则除用厥阴经络作解释外，别无其他理由可以解释。

盖疝亦筋病，大剂甘温之品得效，亦《素问·生气通天论》“柔则养筋”之故。

厥阴疝气案

鲍二官六七岁时，忽腹痛发热，夜则痛热尤甚。或谓风寒，发散之不效。又谓生冷，消导之不效。诊之，面洁白，微有青气，按其虚里，则筑筑然跳动。问其痛，云在少腹，验其囊，则两睾丸无有。曰：“此疝痛也。”予生地、甘杞、沙参、麦冬、川楝、米仁，二剂痊愈。凡疝证虽有寒湿痰气之殊，余所愈多以此方捷如桴鼓。盖症虽不一，而病属厥阴则一也。要之，肝木为病，大抵燥火多而寒湿绝少也。余弟十岁时，忽蹲地以拳柱其腹，婉转不能语，察其面青，知疝发也，以杞子一两，川楝一枚，煎服，下咽立愈。(《续名医类案·疝门》)

【按语】疝痛发作，多起于刹那间，两例腹痛，均有“忽”字，须注意。疝痛多是筋急痉挛，即睾丸嵌顿，亦属筋病。凡筋皆喜柔润，“柔则养筋”也。燥则筋挛，亦水不涵木之意。沙参，徐灵胎谓色白体轻，为肺家气分中理血药，疏通而不燥，润泽而不滞，故葛洪云：“沙参主卒得诸疝，小腹及阴中相引，痛如绞，自汗出欲死，细末，酒调服方寸匕立瘥。”张路玉亦云：“小便不通，小腹与睾丸肿胀，一味沙参，大剂煎服。”本案沙参与生地黄、川楝子合用，疏肝润燥之力更强，故效如桴鼓。下方重用枸杞子佐以川楝子，亦柔润佐以疏导之义。

痰浊上逆呕吐涎沫案

杜某某，女，29岁。呕、哕、呃逆已7年，近几月加剧。头眩，恶心，食则呕吐食物及痰涎，呃逆，胁下隐痛，牵引肩背，胸痞，脘胀，食少，便溏，四肢不温，口渴，喜热饮。痰浊上逆而呕吐，宜温中、降逆、和胃、止呕，本辛开苦降法，二陈加干姜、黄连、旋覆花，煅代赭石、竹茹、甘草。(《新中医》1978年第1期)

【按语】本案的主症是呕吐涎沫，其余诸症包括了水饮所常见的痞、晕、呕、渴等，所以方内有小半夏加茯苓汤，就是对证良方，效就效在这一点上。黄连可以不用，用时也不宜多。旋覆花、代赭石、竹茹等，换入丁香更好。此非热证痞胀，甘草不去亦可。

消化道出血案

一男子，发热，面白无神，脉得微涩欲绝，大便黑，时头眩。余曰：此瘀血证，而脉如此，何敢攻。连进地黄汤四剂而安。又加桂四剂，所去瘀血不计。但口干舌燥，加五味子四剂，又下瘀血，腹中安舒，而脉与舌犹如故。痰中见血，以门冬、贝母、生地、丹皮等渐愈。盖此症兼内伤元气，赖温补而肺经未免受克，故以保肺受功。（怀抱奇《医彻·蓄血》）

【按语】此是消化道内出血。血脱益气，本当以补中益气、归脾汤等为治。在脉涩欲绝的情况下，即使兼有发热，亦当少加炮姜以引阳归阴，且兼能止血。由于古人不知有内出血一证，便认为大便黑是久瘀之血。幸因脉象微涩欲绝，未敢攻破，尚未致成大错。所服方剂亦不中肯，毋宁说此证之痊愈，是生理性的自然恢复。结合最后的痰中见血和连进地黄汤后仍口干舌燥来考虑，此必上消化道有炎症，胃中有顽痰胶结，也有溃疡出血点。故血出阴伤之后，痰证更为突出。案后说“此症兼内伤元气，赖温补而效，肺经未免受克”，也不大妥当。既然内伤元气，就得用保元益气之方，却连进地黄汤加肉桂、五味子等养阴之品，没有一味益气之药，与“元气”二字，毫不着边际。说温补而肺经受克，把痰血归罪于地黄汤中加肉桂、五味子，亦不妥当。

心肾所伤致小便不通案

冯楚瞻治王氏女，年十三，小便不通，甚危。初，二三岁时，乳母恐其尿床，切戒之，由是寤寐刻刻在心。数年以来，日中七八次，夜中七八次，习以为常，渐有淋状，近来益甚。或以导赤利水之剂投之，初服稍应，久则增剧，点滴不通。脉之，六部洪数，久按无神。知为过于矜持，勉强忍小便，心肾久虚，又服利水之剂，真阴益槁，脏涸津枯，气何能化？以八味汤加五味、麦冬，取秋降白露之意也。每剂纳熟地二两，连进两服。使重浊以滋之，为小便张本。再以其渣探吐之，上窍既开，下气自通，数服而愈。一月后症复发，其家照前方令服，亦令探吐，不惟不效，反胀闷难堪。张曰：前者气伤未甚，故以滋腴之药，济之足矣。今当盛夏，气伤已甚，虽有滋水良药，若无中气运行，岂能济乎？今六脉洪大而空，中枯已极，二剂滋润，断不可少，然必继以助中气之药，则中焦气得升降，前药始能运行。令连服八味汤二剂，果胀闷益甚。乃以人参一两，

附子三钱，浓煎温服。自胸次以至小腹漉漉有声，小便行数次而愈。(《续名医类案·小便秘门》)

【按语】此证小便不通的形成，应作两步看，最初是由于矜持，矜持是精神紧张，只是心理作用。数年以后渐有淋状，则已由心理变成病理，这是第二步。进入病理的过程，也应分为两步，第一步脉象似洪数但久按无神，这表示心肾已有所伤，不过尚未至甚。进一步只脉洪大而空，则是中枯已极。但这二者的共同病理基础是心气过于矜持而生内热，又久服利水之剂而伤肾阴，所以治疗时都应先用滋阴之药培其根本，以为小便打基础（即所谓"张本"）。阴津既足，再以法利之。但更要注意的是，久经服利小便之药而小便反不利，此次再要利之，就要反其道而行之。盖此之小便不利，责其气不能升故也。欲降先升，所以才用探吐之法。但再次发病脉象洪大而空之时，中气已大亏损，探吐亦虚证所忌，所以又改用参附大补中气。中气足则升降自如，小便得利，诸症痊愈。

学习本案，应体会以下几点：①由于精神紧张形成病理的，临床并不少见；②矜持是忧思与恐惧的结合，忧愁思虑则伤心，恐则伤肾，所以病机是心肾两虚；③久服淡渗利小便之药，造成有降无升，是本证的病机；④心肾两虚的情况下，要通利小便，必须滋阴培本。⑤吐法有升的作用；⑥中气已亏的，只吐无益，用人参助正气自能升能降；⑦同一症状，脉象不同，治疗就有别；⑧有些久病，屡经杂治，气血运行已失常规，都要考虑加人参。

大便不通脉弦数案

龚子才治一男子，年六十七，因怒，左边上中下三块，时动而胀病，揉之则散去，心痞作嘈，食则胃口觉滞，夜卧不宁，小便涩，大便八日不通。一医以大承气汤，一医以化滞丸，一用猪胆导法，一用蜜导，俱不效。诊之，六脉弦数有力。此血不足，气有余，积滞壅实。大黄末三钱，皮硝五钱，热烧酒调服。下黑粪如石数十枚。如前再进，下粪弹盆许，遂安。后以四物汤加桃仁、红花、酒蒸大黄、黄连、栀子、三棱、莪术、枳壳、青皮、木通、甘草、十数剂而愈。(《续名医类案·大便不通门》)

【按语】此证诊断不难，难在用药。脉象弦数，因怒而致，乃木来克土，胃失传导。食停胃脘，因而胀痛。《伤寒论》云：“脉滑而数者，有宿食，宜大承气汤。”今脉不滑数而弦数，弦脉为木胜而土负，“负者失也”，“互相克贼，名为负也”，故与大承气汤及导法俱不效，胃受木制，不能行药，加酒以行之，这是运用之巧，值得学习。

气秘案

陆养愚治沈望亭，年近古稀，常患胁痛，用行气药及当归龙荟丸即愈。后患便秘，服润肠丸，便虽通而饮食减，胸膈不舒，有时温温作痛。若数日不服，又便结矣。或以年高血不足所致，投以四物汤数剂，并小便亦不通。三日胀急殊甚。蜜导熨脐，百计不解。脉之，沉迟而弱，询其平日，大便有欲解之状，乃解又润而不燥。曰，此非血秘，乃气虚不能传送所致也。用补中益气汤少加木香、白豆蔻佐之，二剂，两便俱通。此后常服一剂，不惟无秘结之患，且饮食倍增，胁痛亦不作矣。（《续名医类案·二便不通门》）

【按语】《医家秘奥》云：“大便欲去不去，或着而不出，气虚；了而不了，血虚。”本证平日有大便欲解之状，这就是“欲去”之感；及解大便润而不燥，所以关键是气虚，不是血虚。投以四物汤后，并小便亦不通，脉沉迟而弱，乃已虚之中气，更不胜四物之滞腻所致。这样，不但木香、白豆蔻可用，干姜也颇用得。

脉涩神昏发热案

仲氏女因惊恐即发热神昏，语言错妄。脉之，右脉涩，左浮弦。此虽因惊恐而得，实先因悒郁所伤也。凡郁则肺金必亏，肝脉因之寡畏而妄行，肾水因之失养而不足，加之惊恐则肾益伤而肝愈扰。其发热者，风木内甚也；神昏者，火热上腾也。宜舒通肺气以制肝生肾。用瓜蒌仁、紫菀、枳壳、桔梗、杏仁、苏子、秦艽、胆星，二剂右脉透，神气清；加生首乌、黄连，二剂热退；再以生地三钱，首乌五钱，远志一钱半，牛膝、知母、胆星各一钱，贝母、橘红、茯神各一钱，甘草五分而愈。盖金气治则，木受制而水得所养，一举而三善备矣。若泥惊恐所致而用金石脑麝之

品，不几延寇入室乎？（《续名医类案·惊悸门》）

【按语】根据右脉结涩，找出其夙因“诸气膹郁，皆属于肺”之主线，挨次推论及肝及肾，脉象症状俱因之得到解释，说理透彻，用药次序井然。近人专从脉象分析病情者渐少，此案值得深入探讨。

酒后入房致惊恐案

施沛然治吕孝廉沈侯，患惊悸三月，闻响则甚，遇夜则恐，恐甚则上屋逾垣，旋食旋饥，日啖饭无算。或谓心偏失神，用补心汤益甚。脉之，右关洪数无伦，两尺浮大，按之极濡。病得之酒且内，肾水枯竭，客热犯胃。经云：肾主恐。又曰：胃热亦令人恐。又曰：消谷则令人饥。又曰：足阳明病，闻木音则惕然而惊，甚则逾垣上屋。此病在胃与肾脾，心属火，是脾之母，补心则胃益实，火盛则水益涸，故药之而病反甚也。但病本在肾，而标在胃也，先治其标，用泻黄散；后治其本用肾气丸。一病而寒热并用，补泻兼施，第服泻黄散三日，当不饥矣；服肾气丸十日，当不恐矣。已而果然。（《续名医类案·惊悸门》）

【按语】惊属心而恐属肾，惊必有所触，故闻声即重；恐由内怯，故入夜则甚。惊属火邪，悸则多兼痰饮，故治则应祛痰而泻火；恐为精虚，又应壮水以强志。本证右关洪数，能食善饥，乃脾胃有热，方用泻黄散，除泻中州邪热外，亦寓有实则泻其子之意。两尺浮大而濡，是精气大虚，用肾气丸则是治本宫自病。病之所以得效，不过如此而已。至于病因，云是“得之酒且内”，但酒后房事，《内经》有热厥之变。至于《养生方》所云：“精藏于玉房，交接太数则失精，失精者令人怅怅，心常惊悸。”这样的惊悸，仍当补心，定志丸中有人参，用之恰好，绝非泻黄散所能治。此人逾垣上屋，能食善饥，乃胃中宿有痰火，不过因酒加重。惟入夜恐甚，仅仅用酒后入房来解释还不够，想必是房事后又受惊所致。

头风病

一妇人，狂言叫骂，歌笑不常，似祟凭依，一边眼与口角吊起。或作

狂治，或作心风治，皆不效。乃是旧有头风之病，风痰使然，用芎辛散加防风，服之顿愈。(《续名医类案·癫狂门》)

【按语】此案头风是主病，似狂乃疼痛不安之变象。病人和医生往往有将主症抛开而求治其次要症状者，此案即是。“治病必求于本”，说起来容易，做起来就不容易了。

开浊降逆治愈痰浊上扰案

刘宏璧治一女，年方及笄，忽染怪病，医莫能识。邈视，牙关紧闭，手足抽掣，目睛上瞪，昼夜两发。后腹内觉痛，欲吐不得，冷汗淋漓。察其邪不在表，而在上下，上部有热，下部有寒，胸胃互异，寒热交战。投以黄连汤势渐减；再数剂，辄苏。盖连以治热，姜以治寒，桂枝半夏，去风化痰，参枣甘草补心和中，使正气建立，邪气分散，如心应手矣。(《续名医类案·痫门》)

【按语】此案未详脉象、舌苔与是否有其他症候。据苏后腹痛欲吐不得，合乎《伤寒论》“伤寒胸中有热，胃中有邪气，腹中痛，欲呕吐者”的黄连汤证，故以黄连汤治愈。但论中黄连汤证，未提牙关紧闭，手足抽掣等症。《伤寒论》的“胸中有热，胃中有邪气”，实指内有痰浊。胸中有清阳之位，痰浊上扰膻中，在个别耐受性低下的患者，会出现痫证，是可以理解的。干姜、黄连，除寒以清上热，热以治下寒之外，也有辛开苦降之性，与半夏合用，又能开浊降逆，又有桂枝通阳化气，故有此功。原按固未指出痰浊，但案末魏玉琇按语虽指出痰火，但又牵扯到脾肺，似亦小题大做。

引阳入阴治愈发热盗汗案

龚子才治一男子坠马，肠有瘀血，服药下之，遂发热盗汗、自汗、脉浮涩。此重剂过伤气血所致也。投以十全大补汤，益甚。时或谵语，此药力未及而然。以前药加炮姜、附子五钱，服之即睡，觉来顿安，再剂而愈。(《续名医类案·跌仆门》)

【按语】大汗易亡阳，大下易伤阴，本证重剂下之后，遂发热盗汗脉浮而涩，正是阴虚不能恋阳之热。“大抵产后气血空虚，又有发热，宜与四物为君，加柴胡、人参、炮姜最效。盖干姜辛热，能引血药入血分，气药入气分，且能去恶生新，有阳生阴长之道……故丹溪见阴虚生内热，必用四物补血，以炮姜苦温从治，收其浮散之阳以归于阴也。”本证虽非产后，却也是气血空虚，初用十全大补不效而反甚，加入干姜、附子服之即睡，可见干姜在本症中起了绝对的作用。

伏火丹砂中毒案

张路玉治孙古修，误服伏火丹砂中毒。察其本元素亏，近因虚火上炎，舌下肿胀，延及两颐。医用苦寒，清热太过，神思不宁，药中每服加丹砂五钱，甫进一剂，觉胸中有物触者数次。请政于医，复出丹砂视之，色黑如晦，丹炉中伏火砂也。医令易砂，更服四剂，日夜烦躁不宁，背时洒淅恶寒，头面烘热，大汗，膝胫逆冷如冰，忽忽气逆欲绝。张诊之，六脉涩数模糊，次验唇舌，俱色如污泥，而厚重湿滑。若系热极似阴，必无湿滑之理；若系寒犯三阴，必无反厚之理。惟酒食内蕴，微酱色现则有之，审其二便调适，胸腹柔和，决无食停胃腑之理。以脉合症，洵为阴受热郁最急者。恐其喘汗欲脱，乃以生脉六味合剂，以救肺肾。一服神稍安，汗稍敛；再进，人事稍知，稀粥稍进，犹未言及伏火砂也。见其舌沿稍转微红，而气微足冷如故，前方入桂心五分，五味数粒。服后足稍温和，气稍接续，语稍有次，方详述伏火砂之误。前方减去地黄、桂心、五味，入枣仁、秋石、人中黄，解丹砂之毒，三服舌转微红，虽未鲜洁，而伏毒渐解。缘两尺弦细，乃去人中黄，仍用地黄以填补下元。数日之间，或去人中黄用地黄，或去地黄而用人中黄，随脉症更迭出入。二味不兼用者，恐人中黄味甘恋膈，载地黄之腻，不能速达下元。下元虽亏，调补药中宁用鹿茸、河车而不入桂附者，愿其鼓舞丹砂之余烈也。(《续名医类案·丹石毒门》)

【按语】伏火丹砂中毒，近已不宜见到。本案述症详悉，辨证明晰，论药细致入微。值得学习，以广见识。

痛经案

陈良甫治罗姓女人，每遇经行时，则脐与小腹下痛不可忍，服药无效。以桂枝桃仁汤愈。自后再发，一投而瘥。桂枝、白芍、生地黄各二钱，桃仁七枚去皮尖，甘草一钱，姜水煎。(《续名医类案·经水门》)

【按语】方简量少，治顽固久病，却能一投而瘥，值得学习。

此方见于宋·陈自明《妇人大全良方》，原方为桂枝、芍药、生地黄各二两，制桃仁五十个，甘草一两，共为细末，每服五钱，水二盏，姜三片，枣一个，煎至一盏，去滓，温服。

经迟血热案

蒋仲芳治姚生妇，年二十五，其月事或半年，或三月方得一至，温补调治，二载转剧。诊之，脉象微涩，外证口干唇燥，手足心热。曰：后期古法主寒，然其兼症热也。因热耗血，少血故后期耳。遂用大剂生地当归为主，佐以条芩、山栀、白芍、川芎、丹皮、泽兰、知母、鳖甲，六剂后则经准，一月而孕矣。(《续名医类案·经水门》)

【按语】宋·薛轩著《坤元是保》中曾言："医书云，(月经)先期为血热，后期为血寒，然有或前或后者，将忽寒忽热乎？"王士雄对本案按语亦云："按古法难执，岂经迟一证为然乎？医者宜究心焉。"可是目前的《妇科讲义》之类，仍有不少不加批判地支持前说，这对于中医的发展是极为不利的。

肾燥失润致经水淋漓案

蒋仲芳治毛氏妇，经来淋漓不已，已经三月，凉血止血之药服至五六十剂罔效。而口干唇燥愈甚。脉象微涩，询其大便必泻，果然。即以四君子汤加熟、附、炮姜、熟地、血余，二剂而止。盖寒客于中，火浮于上，脾虚不摄血，故淋漓不已也。(《续名医类案·崩漏门》)

【按语】此案用“寒客于中，火浮于上，脾虚不能摄血”作为病理说明，揆其用意是“寒客于中”，是为方中有炮姜、附子立案，“火浮于上”是指口唇干燥而言，“脾虚不能摄血”，则是为经水淋漓解说。其“脾虚”一词，也是为“大便必泻”和方中用四君作张本。其实，这样的解释乃是不深不透的通套语，并不恰当。患者“脉来微涩”，乃血少、血枯、血滞之象，这说明患者有未尽的干枯之血留滞不去。瘀血不去则使血不归经，才使经水淋漓。所以此证的经水淋漓，未必是由于脾虚不能摄血。其口唇干燥，也只能说是血燥津枯，就像《金匮要略·惊悸吐衄下血篇》所说：“病人胸满唇痿、舌青、口燥、但欲漱水不欲咽……为有瘀血。”和《妇人杂病篇》“妇人年五十所，病下利（或作下血）数十日不止，腹满，手掌烦热、唇干口燥”一样，都是血结不能上荣，而不是火浮于上。至于方中用炮姜、附子，是否就是为了“寒客于中”？大便泄泻是否就是脾虚？我认为这些都未抓住要害，很值得重新研究。通过一系列症状与用药来分析，我认为本证的病理主要是肾燥。至于说脾虚，也可能兼有，但这绝不是主要的。由于肾燥津枯（肾主液），败血不得濡润而干枯留滞不去，致使新血不能归经而淋漓不断。肾为胃关，肾燥失合，不能司闭藏之职就大便泄泻，正如周慎斋所说：“凡泄泻属脾宜燥，脾恶湿也；属肾宜润，肾恶燥也。”也正因为肾燥也能致泻，所以张景岳之胃关煎治泻，方中就有熟地。再就本方治经水淋漓来说，也像局方黑神散能消子宫之瘀血一样，熟地黄与炮姜同用。盖因熟地黄、当归、芍药能濡润干枯之血，再加炮姜于诸阴柔药中，既可起到温润祛瘀的作用，在经水淋漓不断的情况下，亦可温经而止血。总之，本方之效，就效在熟地黄以养阴，炮姜以止血，血余炭以化瘀。至于四君，则用亦无妨，不用亦可。若不用本方而改用局方黑神散，当亦可取得同样效果。

贴脐法急治崩漏案

姚氏妇，早寡，年三十余，因月事暴至，遂崩漏不止，势甚猛。脉之，两寸上溢，两尺甚弱。据脉不可与补中益气，据症又不可不暂升提以挽其下陷。先与熟地、杞子、白芍、枣仁重剂服之，果不应。急以蓖麻仁十数粒，去壳，研，入麝一分，捏作饼子，用绿云膏贴脐上，再服前药，血去少缓。少顷，再服药，觉血不行，即令揭去之。又服数剂痊愈。（《续名医类案·崩漏门》）

【按语】崩漏不止而脉两寸上溢，两尺甚弱，已有上下分驰之势。下不固则上愈脱，故重用熟地黄、枸杞子等大补肝肾之药以固其根，是必要的。但血势急而药势缓，故服之不应。以草麻膏贴脐，加麝香使药力渗透于里，以吸引上行欲脱之气，气不上行，血势已缓，熟地黄等药得遂其补益之功，才起到固本止崩之效。贴脐法用于崩漏证，前所未见，可见临床虽有成法，而灵活运用，则在于医生本人。

六味汤治胎前咳嗽案

沈尧封曰：钱彬安室人，内热咳呛涎痰，夜不能卧，脉细且数，呼吸七至。邀余诊视，问及经事，答言向来不准，今过期不至。余因邻近，素知伊禀怯弱，不敢用药，就诊于吴门叶氏，云，此百日劳，不治。妇延本邑浦书亭疗之，投逍遥散不应，更葳蕤汤亦不应。曰，病本无药可治，但不药必骇病者。可与六味汤，因取六味丸料二十分之一煎服。一剂痰减，二剂热退，四剂霍然。惟觉腹中有块，日大一日，弥月生一女，母女俱安。越二十余年，女嫁母故。后以此法治怀孕咳呛涎痰，或内热，或不内热，或脉数，或脉不数，五月以内者，俱效。（《续名医类案·胎前咳嗽门》）

【按语】此属阴虚咳嗽，内热衰，脉细且数是其特征。在怀孕前期，津血养胎，肝肾不足，且生内热，故常出现此症。五月以前不出现此症，说明肝肾之阴未损。五月以后，虽也有这种可能，但极少，夹杂其他外感，原因者多，故或效或不效。

妊娠恶阻案

龚子才治刘尚书妾有孕，患恶阻，呕吐不止，饮食不下，心中烦躁，头目眩晕。咸以二陈汤、藿香正气散、保生汤之类，遍投不效。诊之，左脉微数，气口数，此血虚气盛有火也，若不养血，则火不降，火不降则呕不止。

以茯苓补心汤加姜汁炒黄连、竹茹，二服痊愈。(《续名医类案·恶阻门》)

【按语】茯苓补心汤有二方，一出自《千金方》，一出自《三因极一病证方论》。此当是《三因极一病证方论》中之茯苓补心汤，药有茯苓、人参、前胡、半夏、苏叶、枳壳、桔梗、炙甘草、干葛根、当归、川芎、陈皮、白芍、熟地黄等味。但本案之所以得效，只取决于苏叶、姜炒黄连、竹茹三味，其四物以养血，则是更有利于安胎，其余诸药，则可以不用。

阴虚痰厥案

沈尧封治钱鹄云室，饮食起居无恙，一夜连厥数十次，发则目上窜，形如尸，次日又厥数十次，至晚一厥不醒。以火炭投醋中近鼻熏之不觉，切其脉三部俱应，不数不迟，并无怪象。诊毕，其父问可治否？沈曰可。用青铅一斤化烊，倾盆水内，捞起再烊再倾，三次。取水煎生地一两，天冬二钱，石斛三钱，甘草一钱，石菖蒲一钱，服之，是晚只厥六次，亦甚轻。照方再服，厥遂不发。后生一子，计其时乃受胎初月也。移治中年非受胎者，亦甚效。(《续名医类案·子痫门》)

【按语】青铅入肝镇逆而坠痰；石菖蒲入心开窍以祛痰；重用生地黄、天冬、石斛以安脾肺肾之阴。五脏俱治，有镇有开，标本兼顾。药虽简而面面俱到，故治阴虚痰厥之证皆效。

青铅名黑锡，有毒不宜内服，兹取其淬水以煎药，有入肝镇逆坠痰之性，而无中毒之弊。

痰涎阻塞瞑眩无知案

裴兆期治一妇，坐草已过三日，胞水尽行不得下，寝变瞑眩无知，牙关紧闭，手足无气以动。裴视之，曰，此痰涎壅塞胃口也。盖胃口为真气运行之枢，所病者真气本滞，又经连日困顿，饥饱难调，谷食疏而汤饮杂，势必酿作痰涎，以闭胃口，则真气益滞而不行。观其瞑眩无知若中风状可征也。以半夏为君，苍术、泽泻、茯苓为臣，人参、黄连、厚朴、橘红、白蔻仁、姜汁为佐使，急煎俾饮，一服而苏，再进而产。是岂苍术、黄连等药能催生哉？盖方之能对病而取验者，自有所以对病取验之理在，不可专执本草中主治而曰某药定是治某病，某病定是用某药而已也。(《续名医类案·产难门》)

【按语】案后云："方之能对病而取验者，自有所以对病取验之理在，不可执本草中主治，而曰某药定是治某病，某病定是用某药。"这种提法，表明临床应当针对病机病理灵活处方，从而否定了某病用某药、某药治某病这种按图索骥的治法，这是对的。但也要防止不究病名，只谈症状，如徐灵胎所说："其一病之主方，茫然不晓……如云中望月，雾里看花，仿佛想像……全不知病之各有定名，方之各有法度，药之各有专能。"可知，前者失之于食古不化，后者则失之于逐末忘本。

补益肝肾催产案

凌表姪妇，年二十余，暑月临蓐，自旦及暮不得产。体素弱，屡发晕迷闷。时师诊之，以为挟痧，不可服参。渐危急，延余视无他，乃肾气不能作强，肝虚不能疏泄，又血液枯涸，致胎不易下耳。与熟地二两，杞子一两，当归五钱。日服下即产矣。已而果然。次日觉恶露行少，饮沙糖老姜汤，血行甚涌，专科以炮姜、白术、枣仁、茯神、当归、白芍等不效，反加自汗口苦，小便热涩，烦躁不眠。再延诊，曰：但以余前方加枣仁、当归愈矣。一剂而安，余此方催生则用当归，止崩则用枣仁，甚者杞、地俱倍之，凡治百余妇人，无不神验。无力之家，可代人参，亦无后患。古今诸方无出其右者。(《续名医类案·产难门》)

【按语】素体虚弱，阵缩排送无力，即肾不能作强，肝虚不能疏泄之谓。方用熟地黄以强肾，枸杞子以强肝，当归有益水行舟之用，故服之有效。本方经作者历试百余人，效果显著，值得推广。

产后腰腹疼痛案

缪仲淳治庄敛之次女，产后恶露未净，至夜发热，脾胃却弱，腰腹大痛。时师谓产后气血俱虚，投以人参、当归诸补剂转剧，咸虑其成蓐劳也。诊之，谓不数帖即痊矣。用白芍、扁豆、杜仲各三钱，红曲、苏子、车前各二钱，萸肉、麦冬、青蒿各四钱，橘红、干葛各钱半，炙草八分，牛膝五钱，黑豆八钱，泽兰一钱，十剂而恶露净，发热已，腹痛亦止。但腰痛未尽除，脾胃尚未健，改用白芍、山楂、橘红、麦芽、石斛、扁豆、沙参各三钱，砂仁、杜仲、萸肉各一钱，五味一钱，炙草五分，牛膝五钱，萸肉四十粒。十余剂，脾胃亦健而痊愈。(《续名医类案·瘀滞门》)

【按语】方用红曲、黑豆、牛膝、山楂、泽兰、白芍消瘀以治腹痛，青蒿、干葛根、麦冬清热以治发热，牛膝、杜仲、山萸肉强肝肾以治腰痛，扁豆、莲肉、麦芽、石斛、沙参、炙甘草、砂仁以和胃，苏子、橘红、车前子以利气，少加五味子以收敛正气。方并无深意，但缪氏善以和平之药，收效于疑难之中。

产后血崩案

魏玉横曰：许竹溪夫人，年三十余，产后自巳至酉，血暴下如注，呵欠连连，遂目闭口张，面色青惨白悴，汗出不止，发根尽湿，六脉全无，势欲脱矣。其初亦以童便灌之，韭醋熏之，殊不应，乃用熟地二两，杞子、枣仁各一两，令煎汤。俟药至投入，不待稠浓，即徐徐灌之。才尽一盅，汗止目开口闭，渐知人事。再与之，血止而睡，醒后进粥。次日仍以前方，令日服一剂，四日全瘳。当其诊也，时方与人会饮，掷杯而往，疏方而通。坐有业医者数人，询其症，咸曰犹与药乎？用何方？曰与某某。咸诧笑曰，君真买干鱼放生也，咎将谁任？余笑而不言。(《续名医类案·血崩门》)

【按语】余四十年前曾治一人，产后血崩。余至时，病人闭目卧床，面色㿠白，脉似有似无，手足已冷，呼吸似已停止，但以手近鼻孔试之，仍有轻微呼吸。急用人参一两，随煎随灌。次日，已能言语，血已渐止，自云胸闷，仍以前方加陈皮五分。服后，胸闷消失。后以补中益气之剂调理而愈。按此病发生于四十年前的农村，医疗条件极差；若在目前情况下，给予输血抢救，本无危险，但那时纯靠中药抢救就有缓不及时的危险。又，初服独参汤后，自觉胸闷，可见正气已几于不能远药，有虚不受补之势。次剂加入陈皮少许，便胸闷消失，这正是正气恢复的佳兆。本案也恰是独参汤证，便重用熟地、枸杞等，也取得同样效果，则无力之家，此方正可代替独参汤。

伏暑作泻案

易思兰治石城王福谦之妃，癸酉六月受孕，偶患泄泻，医用淡渗之药止之。自后每月泻三五日，有作脾泻者，用参苓白术散之类，二三服亦止。然每月必泻五七次。至次年三月生产后，患泄泻半月，日夜八九次，诸药不效，惊慌无措，召易诊之。两寸尺俱和平，惟两关洪大有力，曰，暑病也。以黄连香薷饮治之，一剂减半，再剂痊愈。惟肝脉未退，又以通元二八丹，调理半月后平复。(《续名医类案·感暑门》)

注：通元二八丹，方见《沈氏尊生书》，治久积。药用黄连八两，芍药、当归、生地黄、乌梅各五钱，用雄猪肚一个，入药末于内，线缝，铺韭叶二斤于锅内，蒸一日，以药熟为度，取出捣丸，如梧桐子大，每服七十丸，空腹时姜汤送下，或泻一二次，以粥补之。

【按语】脉洪大属热。洪大见于两关，是热邪乘肝乘脾。肝疏泄失常，脾运化失职，故致泄泻。病又得于夏月，夏月是盛暑之时，洪大也正是暑证之脉，本证又曾用过健脾淡渗之剂不效，所以才归结为“此暑病也”。病因既明，处方自易。由于暑必挟湿，故方用黄连苦寒清湿热以坚大肠，香薷辛窜，引暑邪外达；又有厚朴行气以除湿，扁豆和中以化湿，故能达到“一剂减半，再剂痊愈”之效。学习此案更有启发的是：能从年余的久病之中，诊断出是暑病，这点确实不易，其间一系列的思路，应当深入探讨。

痫证定时作止案

杨乘六治翁姓病痫证。每日至子时，必僵仆，手足劲硬，两目直视，不能出声，其状若死，必至午后方苏。苏则言动依然，饮食如故，别无他病。如是者三年，略无虚日，遍治不痊。杨视其色晦滞，目眼呆瞪，面若失神，上下眼胞黑晕，舌红如无皮。脉则右关虚大而滑，右寸若有散意。曰，此非痫证也，乃痰厥也，必因惊而得。盖心为君主，惊则心色气散，君火受伤，致脾土不生，中州亏损，不能摄水，因而生痰。夫痰随气升降者也，天地之气升于子而降于午，人身亦然。当子时一阳生，其气上升，痰亦与之俱升，逢虚则入，迷于色络之中，故不省人事，僵仆若死也。至午时一阴生，其气下降，痰亦随之同降，色络得清虚而天君泰然，百体从令矣。询之，数年前果受惊几死，令因惊致损，因损致痰。然镇惊治痰皆无益也，惟有补其火，养其色络，俾其气不散，则痰不能侵扰而为害，且君火渐旺，则能生土以摄水，其痰不消而自消矣。养荣汤去远志、枣仁、五味、白芍，一剂，是晚即不发。五日连服十剂，皆贴然安卧。至晚，留方而别。(《续名医类案·痫门》)

【按语】养荣汤见于《证治准绳》者一，无酸枣仁、远志、五味子；见于《沈氏尊生书》者二，方亦无上三药，一方无酸枣仁。此云“去远志、酸枣仁、五味子、白芍”，当是指人参养荣汤（但亦有生姜、大枣无酸枣仁）。

气色晦滞、口眼呆瞪、面若失神、眼胞黑晕、舌红无皮，全是久病气血两虚之候。右寸有散意，肺已失清肃治节之用，右关虚清，脾亦无散精输布之能。饮食只化浊化痰，脾肺不能运化驾驭，以致浊气随人气之升而升，则病作；随人气之降而降，则病止。这就是本病病理与按时发作的正确解释。但痰之所以能升能降，一是尚未嵌于一处，一是尚未坚结黏着。古人治痰，有专于攻劫以治痰之标者；有扶正培本以治痰之本者；也有养正与化痰药并用标本兼顾者。又因痰有浓稠、清稀、嵌顿、游走性质部位之不同，故治法亦相当复杂。本案用养荣汤是健运脾肺，脾肺之气既健，痰浊之气即不能随人气之升而上干神明，故病自愈。设不了解此一着，则子午之间的轻重循环当另有说明，不能依此便对任何疾病作这样的解释。

产后实热案

瑞州一妇，产后半月余，胃中有清水作逆而吐，以为胃寒，令煮鸡倍用姜椒，初觉相宜，至三五日，清水愈多，以姜椒煎汤时时饮之，近一月，口气渐冷，四肢发厥，昼夜作逆，腹中冷气难堪，有时战栗。用四物汤人参一钱至二钱，初服少安，久则不应；又加炮姜亦不效。众议用附子理中汤，主人自度非寒证，请予予诊。六脉俱无，以食指复按尺部，中指无名指按尺之后，脉来实数有力，左右皆同。发言壮厉，一气可说三五句，唇焦颊赤，大便五六日一次，小便赤少，此实热证也。询之，其俗产后食胡椒炒鸡为补，此妇日食三次，半月后遂得疾。予用三黄汤治之，连进四盏，六脉俱现，椒姜汤不欲食矣；又进四盏，身不战栗，清水减半；服四日，口中热气上升，满口舌尖俱发黄小粟疮，大便八日不通，以四苓合凉膈散，空心一服，至午不动，又以甘草煎汤调玄明粉五钱，热服一时许，腹中微鸣，吐出酸水一二碗，大便连去二次，又服玄明粉五钱所下皆黑弹粪十数枚，后以四苓散三黄山栀枳壳，调理一月痊愈。

主人曰：荆人之病，医皆以为虚而用姜附，生窃疑之。欲以为热，而六脉俱无；欲以为寒，而姜附不应，先生一诊而遂用大剂三黄汤，更加玄明粉寒凉之剂以通之，不以产为掣肘，公何见也？予曰：脉症明显不详察耳。脉法云，极大极微最宜斟酌。凡诊脉遇有极大无力者，须防阳气浮散于外，若极微之脉，久久寻而得之，于指稍稍加力按之至骨愈坚牢者，不可认作虚寒。今脉左右三部初按欲无，再以食指按其尺部，中指无名指按其尺后，脉来实数有力，所谓伏匿脉是也。此乃阳虚于下，亢之极矣。又大便秘结，小便赤少，唇焦颊赤气壮言高，自脉与症视之，其为实热明矣。若果虚寒，脉当虚大无力，何以实数有力？证当气息微弱，何以言貌强壮？谓其虚而用姜附者未当也。主人曰：既为热证，然而口气冷吐清水四肢厥时战栗，此数者，又有似于阴何也。曰：此正热极似水，亢则害承乃制也，犹之天地之冬阳遏于下，地泉反热；阴浮于上寒成凛冽。故今之口气冷四肢厥而吐清水者，亦阳遇阴浮之义也。至于战栗，则热入血室，热极则生风。然热在肝肾不在心经，故言语真诚而不妄也。其致病之由，本于食椒鸡过多，盖产后之证肝肾虚寒。胡椒之性味辛热，能散寒逐败；鸡属巽而入肝，性温能活，滞血而养新血。鸡可常食，椒性大热有毒，不可过多，多则热毒积于肠胃之中，而诸怪症作矣。至于服椒姜而反现寒证者，正古云服黄连多而反热，服姜附多而反寒之谓也。余用三黄者，黄连味苦人心，苦能下泄，如天气下降，引地气上升，阳气升则寒邪退，黄芩利大肠之热毒，黄柏生肾水以制火毒，甘草梢解诸药之毒，玄明粉软坚，四苓散合凉膈散，清利大小便。此药一服，故口舌生疮，其毒自口而出，虽不补产后之虚，内邪既去，则正气自昌，而虚弱者充实矣。是不补之中，而有大补者在也。(《易氏医案》)

【按语】前论脉症，其为实热也明矣，而又可于呃逆一症作为实热之定案。《伤寒论》曰："哕而腹满，视其前后，知何部不利，利之则愈。"今既呃逆，又复八日不便，虽未必至于大满，燥屎亦必可由触诊而得。所易令人犹疑者为产后耳，从可知产后宜补乃其常，宜攻者乃其变，有常即有变，有斯症便用斯药。临证游移，姑息养奸。

又：哕与呃，虽有区别，其属气逆则一也。三黄，解药毒也；惟四苓凉膈玄明粉乃为正治。

壮火食气案

一妇人浑身倦怠，呵欠口干饮冷，一月不食，强之食数粒而已。有以血虚治之者，有以气弱治之者，有知为火而不知火之源者，用药杂乱，愈治愈病。自夏至冬，病觉微瘥，逮次年夏，诸病复作，甚于先年，肌消骨露，家人忧之，请予诊治。诊得三焦脉洪大侵上，脾肺二脉微沉，余部皆和平，予曰此肺病也。以栀子汤饮之，进二服即知饥喜食，旬日气体充实如常。后因久病不孕，众皆以为血虚，而用参芪为君大补之，补半月胸膈饱胀，饮食顿减，至三月余而经始通下，黑秽不堪，或行或止不得通利，其苦万状。余治以顺气养荣汤十数剂，一月内即有孕。

其夫曰：荆人贱恙，自处子时至今二十载矣，幸遇君而获愈。但凡病不外乎气血，有治血者固不效，治气者亦不效，君独以火治之而效何也？予曰：其脉左手三部和平无恙，惟右寸微沉，右尺洪大侵上，此三焦之火升上而侮金也。书曰：火与元气不两立，火盛则元气弱，元气弱则诸病生，浑身倦怠者，火耗其精神也；呵欠者，火郁而不伸也；口干饮冷者，火炽于上也；饮食不进者，火格于中也；肌消骨露者，火气消烁也；诸病皆缘于火，若不先治其火，血气何由而平。故予用山栀炒黑，以去三焦屈曲之火，人参、麦冬收肺中不足之金，乌梅酸以收之，火势既降，金体自坚，气畅血和而愈矣。不穷其源，而拘拘于气血何益哉。又问曰：病源吾知之矣，数年不孕又何也？予曰：妇人之孕在乎经调，经之不调，由于气之不顺也，众皆以为血虚而补血，若经水过期而色淡，肝水微弱而无力，谓之血虚可也。今过期而多，每来三五日方止，其色红紫，肝脉有力，乃气滞血实也，何以谓之虚？气滞血实，而用参芪补之则气愈滞血愈实，安得月水如期而孕耶。予故以调气药为主，以养血药佐之，气顺则血行，经事依期而妊娠有准矣，向以降火为先而愈疾，今以调气为主而有胎，治法不同病源则一何也？气者火也，气有余即是火，其病归于气郁而已。郁气一舒火邪自退，得其病本，随手取效也。张子和云：求得标则取本，治千人无一损，此之谓也。(《易氏医案》)

【按语】栀子汤即生脉散以乌梅易五味子又加栀子也，妙在乌梅一味，顺气养荣汤即生地四物与越鞠合方加减，一极浅近平易之方，得心应手，运用之妙也。

李克绍医案精选

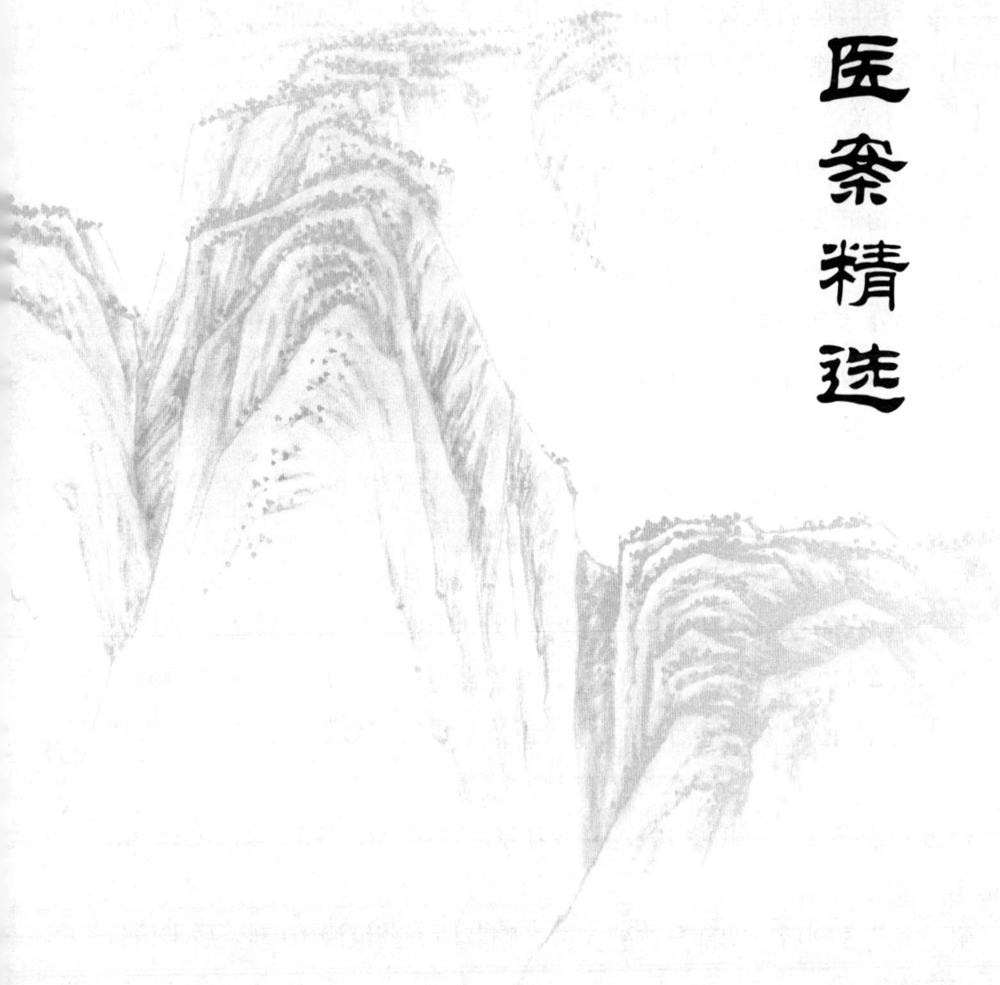

胁 痛

案 呼某，男，28岁，已婚。初诊于1980年10月24日。主诉因情志不畅致右胁疼痛，脘腹胀闷，纳呆，肢困。曾服多种保肝西药及疏肝中药，病情时轻时重。近月来，右胁疼痛增剧，时而左胁亦痛，饮食欠佳，厌食油腻，哕逆嗳气，脘腹胀闷，食后尤甚，头晕脑胀，神疲乏力，体瘦面苍，舌质淡，苔薄白，脉沉弱。

处方：木瓜6g，三棱6g，莪术6g，生麦芽10g，生扁豆10g，刺蒺藜10g，生黄芪12g，乌梅3g，甘草3g，5剂。

二诊：药后胁痛大减，胃纳好转，仍头晕乏力，舌脉如前。原方药继服6剂，诸症皆除。嗣后肝功能检查恢复正常，迄今未发。

【按语】治疗胁痛，要疏肝必先养肝，故以乌梅之酸养肝体补肝阴；配以木瓜，既能养肝又能和胃；疏肝用生麦芽，因生麦芽有疏肝之效而无劫阴之弊。治肝多先健脾，用生扁豆和胃，用三棱、莪术理气中之血，血中之气，配黄芪而不伤气，更能增强三棱、莪术化郁之效。因久病入络，故刺蒺藜与生麦芽合用，善于疏肝，搜剔血络之邪。此方乃自创，对于迁延性肝炎气虚血滞者，颇有疗效。

梅核气

案 宋某，男，41岁。初诊于1980年12月3日。主诉15年前因受凉而发热恶寒，咽喉肿胀，经治疗好转，但咽喉部有异物感，咯之不出，咽之不下，咽唾受阻。西医检查：喉部慢性充血，咽后壁淋巴滤泡增生。诊为慢性咽炎。曾多处求治，疗效不显。舌质稍红，苔薄白，脉细数稍弦。

处方：麦冬12g，玄参10g，半夏10g，白薇9g，桂枝3g，苏梗3g，甘草3g。

服上方药5剂后，咽部异物感大减。嘱其原方药继服10剂。后来信告知，病已痊愈。

【按语】本患者慢性病久，痰气交阻。祛痰当应理气，故以麦冬配半夏，养阴而不滞腻，开结而不伤津，佐以少量苏梗，更能增强散结之功。由于咽喉慢性充血，故以白薇凉降入血分，配桂枝辛温以畅血行。尤其桂枝一味，有行血通阳之效，凡病久服凉药太多，致局部血行不畅者，此为必用之药。由于药物配伍恰当，故15年沉疴仅治半月而愈。

胸 痹

案1 李某，男，23岁，未婚。初诊于1980年12月24日。主诉1年前始觉胸闷不舒，背部沉重喜按压，饮食日减，心率渐慢，每分钟55次，且伴心悸不安，服天王补心丹、柏子养心丸等药，又增胸前区疼痛，时而牵及背部，惊悸憋气加重，夜间尤甚。心率减至每分钟45次。心电图检查：窦性心律不齐，心动过缓。服大量维生素C、维生素B及阿托品、麻黄碱等药，仍未获效。舌淡苔白滑，脉沉迟小紧。

处方：半夏6g，陈皮6g，茯苓6g，白术6g，干姜10g，桂枝3g，炙甘草3g。

服药3剂，食欲增加，胸痛消失，胸闷、心悸减轻，心率每分钟60次。原方药继服4剂，心率每分钟70次，诸症亦随之消失。

【按语】本案胸阳不振，寒湿内生，湿阻胸阳，胸阳更受其遏。重用干姜，取其大辛大热以宣通心阳，逐寒湿；又以苓桂术甘汤合二陈汤化饮温阳，经治胸阳振，诸症除。

案2 肖某，男，56岁，山东铝厂干部。1991年1月2日就诊。脉细，苔黑滑（染苔）。据查为心脏前壁供血不足，右胸闷痛不适，并有十二指肠憩室，颈椎增生。

处方：生黄芪9g，当归9g，炙甘草3g，桂枝6g，炒酸枣仁12g，党参6g，远志3g，薤白6g，佛手片6g，川芎3g，陈皮6g，生姜2片。水煎服。

1991年3月19日：上方服用近40剂，感觉良好，仅右胸偏上似有隐痛感，余无不适。脉稍弦苔黄腻。上方加减续服：生黄芪9g，当归9g，炙甘草3g，桂枝6g，炒酸枣仁12g，党参9g，丹参9g，苦参4.5g，薤白6g，佛手片6g。水煎服。

案3 李某，男，66岁，重汽公司职工，1994年12月6日就诊。胸闷心悸5年，气短，头晕（有早搏），吐酸，苔厚腻，脉滑数。

处方：枳实9g，薤白30g，桂枝6g，半夏15g，黄连6g，远志6g，生姜3片，水煎服，3剂。

1994年12月9日再诊：早搏发作明显减少，已不胸闷，心悸。仍觉气短、头晕、后背午后有时痛，胃中觉灼热。舌质红、苔黄厚，脉弦滑。继以开胸理气，振胸阳，畅血行。

处方：薤白30g，枳实9g，桂枝9g，黄连6g，石菖蒲6g，远志6g，茯苓9g，半夏9g，红参3g，炒栀子9g，水煎服。7剂。

案4 刘某，女，年近三旬。患胸闷气短已近半年，愈治愈重渐至上楼也很吃力。诊其脉象沉迟。查看病历，所服尽是枳壳、青皮、厚朴等宽胸降气药，仅瓜蒌仁一味，每剂皆有，初是每剂9g，渐增至每剂近20g。粗略统计了一下，共服瓜蒌仁将近500g，其他破气药尚未统计。

辨证：此明系开破太过，挫伤胸阳，致使大气下陷所致。

处方：用甘草干姜汤，合张锡纯之升陷汤，去知母加桂枝与服。

服上方药数剂后，症状显著减轻；十余剂后，基本痊愈。

【按语】本患者胸闷气短，服宽胸降气药越治越重，竟至上楼也觉吃力，肯定是开破太过，致使大气下陷所致。方用甘草干姜汤扶助胸阳，兼用升陷汤提升宗气，治病兼纠正药误，故能收效迅速。

腹 胀

案1 吕某之母，年四旬余。主诉患腹胀，已治疗半年，越治越胀，因求余诊治。患者骨瘦如柴，腹胀如鼓，腹皮绷紧，叩之有鼓音。自称每进一口食，就胀满难忍，必欲吐尽才好。出示多张前医中药处方，都是神曲、山楂、槟榔、麦芽、五谷虫、广木香等消导药物。按其脉细弱无力，舌淡苔薄，舌体瘦瘪。治法改用大补之方，给予圣术煎。

处方：白术（微炒）30g，陈皮3g，干姜（微炒）6g，肉桂3g。

给予上方时，原是试服，未想到只服用2剂，症状便消失，半年之久的重病竟获痊愈。

【按语】本案之腹胀，实因过用克伐消导药所促成，故取景岳圣术煎，重用白术之补，又少加干姜、肉桂鼓舞胃气，陈皮行滞气，以补为消，故获显效。

案2 刘某，男，中年。主诉患者曾因生气，逐渐食欲不振，不能进食，尤其不能进硬食。略进稍硬食物，就似痛非痛，满闷发胀，嗳气不止。胃脘部按之能出现较浅的指印陷窝，小便略有不通畅的感觉。曾连续服用中药治疗达半年之久，全是些破气消胀的药物，但毫无效果。患者因而怀疑是胃癌，甚为忧虑，于1963年3月17日求余诊治。按其脉象，沉而稍数，涩而不流利，舌质淡。治法：给予温补脾胃之药，少加疏肝理气之品。

处方：茯苓9g，炒白术9g，炙甘草3g，大枣2枚，花椒6g，吴茱萸6g，炮姜3g，刺蒺藜9g，木瓜9g，佛手9g，生麦芽6g。

上方药共服12剂，未服用任何其他药物，基本痊愈。

【按语】本患者食欲不振，进食则胀闷，主症在胃；但因生气而得，怒气伤肝，则病因在肝，故处方健脾和胃，兼以疏肝。配伍恰当，故药量不大而收效迅速。

尿崩症

案 朱某，女，1岁半。患儿多饮多尿多食已4个月余，曾在省立二院诊断为尿崩症，治疗无效，于1976年8月27日经人介绍来千佛山医院门诊。患儿神色及察脉望舌均无异常。治法：其家长闻知前述患儿王军服五苓散有效，要求亦与此方试服。余应其请，给予五苓散二剂。

1976年8月31日，其家长代述：大便次数由原来的每日五六次，减为每日2次，饮水量及小便量均稍有减少，但不明显，多食如前。守上方加减续进。

处方：生白术18g，茯苓9g，肉桂3g，海蛤粉6g，炮附子1.5g，3剂。

1976年9月3日，其家长云：自服中药之日起，夜间渴较服药前轻，白天仍如从前，近几天夜间渴的也觉重了，是否与注射西药针剂“加压素”有关？余这才得知患儿曾注射过两支“加压素”。该药每支有7天的疗效，按日数，现正好是针剂失效之时。从而得知，以上所服几剂中药，全在针剂的有效期中。配上针剂，效果尚不满意，可见以上所服诸方药全属无效。又从其家长的补述中得知：患儿不喜热饮，便改用白虎加人参汤。

处方：生石膏15g，甘草6g，知母6g，生地黄6g，沙参6g，粳米少许，天花粉6g。

为了观察疗效，嘱令停用一切西药。

1976年9月7日，其家长云：以前常常出汗，服上方药后汗已少，余无变化。余踌躇无策，因忆起《金匮要略》瓜蒌瞿麦丸方，曾有治愈尿崩的报道，遂用之。

处方：薏苡仁1.2g，山药12g，天花粉9g，炮附子2.5g，茯苓6g，瞿麦3g。

1976年9月17日，其家长告知其女服上方药3剂后，即已痊愈，为了巩固疗效，又自动续服了2剂，所有症状，俱已消失。

【按语】此患儿服五苓散无效，而服瓜蒌瞿麦丸有效，盖因五苓散是健脾散水，而瓜蒌瞿麦丸是温肾化饮，故服五苓散是多饮暖水，促使汗出而愈，而服瓜蒌瞿麦丸则以“腹中温为知”。证同而因不同，其治亦异。

发作性嗜睡病

案 孟某，女，42岁，会计。初诊于1984年3月5日。2个月来，每晚于七时左右出现嗜睡症状，不能自制，沉睡1小时左右便醒，醒后一切如常。每次不管是谈话，还是干活，均可和衣坐着而睡，时间从未错过戌时。患者曾试图趁嗜睡证发作之前早睡，以做纠正，但取卧位后反不能入睡，导致彻夜难眠。亦曾服过治疗嗜睡证的单验方，都未取效，于3月5日由人介绍，请予施诊。察其形体略胖，健康肤色，舌淡红瘦瘪，脉沉实稍数。询知有大便干燥史，几个月前曾有一段时间感到胸闷，余无异常。

处方：生地黄9g，熟地黄12g，当归9g，升麻6g，枳实9g，炒杏仁6g，陈皮9g，甘草6g，红花6g，白蔻仁6g，生姜3片。

水煎服，下午二时服，每日1剂。

1剂药进后，当晚未发作嗜睡，仅在七时许稍有困意，但已能自己抑制。药进4剂，嗜睡症基本痊愈，困倦感亦向后延至九时左右。察舌质如前，脉滑稍数。前方去白蔻，加白芍9g，细辛1g，服法如前。

3月15日二诊。上方药服3剂，嗜睡、困倦等症均已消失。患者追诉过去经常数日不大便，是无便意，大便虽较硬而不是大便困难，胸部时有满闷感。前方加理肺降气药。

处方：生地黄9g，熟地黄12g，炒杏仁9g，当归9g，炙甘草6g，升麻3g，枳壳6g，红花6g，紫菀9g，苏梗6g，生姜2片。

上方药共服4剂，痊愈。

【按语】余治此病，认为必然与卫气的循行有关。卫气昼行于阳则寤，夜行于阴则寐，行阳行阴，是睡或醒的关键所在。但卫气由行阳转入行阴，或由行阴转入行阳，也有一个交换时间，这个交换时间，一是在平旦，一是在日入，故《灵枢·营卫生会》篇曰："平旦阴尽而阳受气矣"，"日入阳衰而阴受气矣。"还要说明的是：卫气的内外出入，虽然与时辰有关，但其或出或入的顺利与否，则又与人体的内而肠胃脏腑、外而皮肤分肉有关。也就是说，肠胃等内脏正常，皮肤分肉滑利，卫气的出入就顺利，否则卫气的出入就困难，所以《灵枢·大惑论》说："人之多卧者，何气使然？岐伯曰，此人肠胃大而皮肤湿，而分肉不鲜焉，肠胃大则卫气久留，皮肤湿则分肉不解，其行迟。夫卫气者，昼日常行于阳，夜行于阴。故阳气尽则卧，阴气尽则寤。故肠胃大，则卫气久留，皮肤湿，分肉不解则行迟，留于阴也久，其气不精则欲瞑，故多卧矣。"由此可见，卫气运行的通道，不管是脏腑还是皮肤分肉，只要艰涩而不滑利，就可以改变卫气运行的常度。

如何治疗卫气运行失常？《灵枢·决气》篇论及治疗失眠证时说："调其虚实，以通其道，而去其邪，饮以半夏汤一剂，阴阳以通，其卧立至。""以通其道"，"阴阳已通"，都说明营卫运行之道的通畅与不通畅，是寤或寐是否正常的关键。

本患者的突然性嗜睡，是可以用卫气运行失常来说明的。日夕是卫气由行阳转入行阴的关键时刻，午后七时，正是申、酉之交，日夕之时。《灵枢·顺气一日分为四时》篇说："日入为秋"，"夕则人气始衰"。《素问·生气通天论》说："日西而阳气已虚，气门乃闭，是故暮而收拒。"以上这些文献都有力地说明，申酉之交出现突然性嗜睡，是卫气由行阳将要转入行阴的外在反应。本患者阴虚血燥，大便常秘，清气当升而不升，故嗜睡不能自制；浊气当降而不降，卫气行阴之路也不畅，因此倏地又醒。申酉是阳气已虚之时，此时嗜睡不能自制，说明卫气已有下陷之势，故方中用升麻以助其升；又因肾阴虚，肝血燥，卫气行阴之道涩，故从滋阴养血，升降阴阳着手，拟就本方。本方的基础是通幽汤，方中有升麻以升清，以防卫气按时而下陷，又加入枳壳之降，以“通其道”，使当降者按时而降。总之，是以药物之升降，助卫气恢复其行阴行阳之常。养阴润燥，是调其脏腑以通其道，并使之有伸缩的余地。加白蔻仁者，是宽胸散结，以利升降；加杏仁、紫菀、苏梗等是调肺气，既可改善便秘以利于降浊，亦有助于卫气的运行，因为肺主诸气，肺气一调，既可改善便秘以利于降浊，亦有助于卫气的运行，患者服第 1 剂后，使嗜睡状态从晚 7 时推移至晚 9 时，由不可抗拒的嗜睡，转变为只是身体怠惰，乃是阴阳之路初通未畅之故。本案是以升降阴阳法治疗睡眠失常。卫气行阴行阳，亦必与肺气关。

以升降阴阳法治疗睡眠失常，并非我的创见。《圣济总录》之坐拿丸，亦系升降并用法，该方主治膈上虚热，咽喉噎塞，小便赤涩，神困多睡。方为：坐拿草、大黄、赤芍、木香、升麻、枳壳、黄芪、木通、麦冬、酸枣仁、薏苡仁等份为末，蜜丸如梧子大，每服 20 丸，麦冬汤下。本案中升麻、枳壳并用，就是取义于此方。

胃 痛

案 1 李某，男，40 岁。初诊于 1971 年春。胃痛已 3 年，经西医确认为十二指肠球部溃疡，服过不少中西药，均无效果。每日胃痛彻背，连及两胁，饮食减少，大便不爽。从前曾有手足多汗症，自从患胃痛以后，手足出汗自止。察其脉象，沉取似觉滞涩有力，舌质舌苔无明显变化，阅其前服方药，多为理气、止痛、温中、缓泻等品。

思其从前手足多汗，足见脾湿内盛，以后无汗而胃痛加剧，可知是脾湿内结；况且大便不爽，也是腐秽留滞的缘故。

治法：仿遇仙丹法，给予黑丑、槟榔、木香等药试服。

处方：黑丑头末四两、槟榔四两、三棱一两，醋炙莪术一两，大黄二两，木香五钱。共末，大皂角子打碎，煎浓汤去滓，煮麦糊为丸，梧桐子大，每服四五十丸，五更时清茶送下。未时，再饮温茶助之。功能追虫逐积，消癖利痰。

上方药连服两料，大便泻下大量白胨状物，腹中顿时舒畅，疼痛大减。继予和胃理气药善后。几剂后，饮食正常，症状消失。半年后又渐觉疼痛，遂为制成遇仙丹成药，每日服两次，每次服9g，又泻下白胨状物，但较前次为少，疼痛又止。后随访未再发作。

【按语】胃痛一症，有因气滞、血瘀、食积而发者，也有由中焦虚寒、胃阴不足而致者，故理气、止痛、温中、缓泻为治之常法。但本例患者用之不效，乃为脾湿内结之候，以遇仙丹方意，立逐积消癖利痰导浊之法而取效，可见中医治疗不仅要知其常法，亦应知常达变，此为医道之所在。

案2　王某，男，53岁。1993年4月9日就诊。胃脘痛，夜半以后加重，兼有胀感6年。饮食不能吃酸、甜、辣，尤其不能多饮水，大便不畅，多结块。舌红水滑苔，中心黑，脉沉，重按不足。

处方：炒白术9g，炒白扁豆9g，生山药15g，香橼9g，白芷9g，陈皮9g，建莲肉9g，茯苓9g，桔梗6g，肉苁蓉12g，砂仁3g，薏苡仁12g，生姜2片，水煎服。

4月18日：上方3剂，无明显变化，只大便较以前通畅。脘部仍夜半微胀，兼有刺痛样感觉，阴天加重。舌象如前，燥湿化瘀。

处方：炒五灵脂9g，白芷9g，草果9g，香附6g，陈皮6g，生麦芽9g，水煎服，3剂。

尿血证

案　张某，女，59岁。初诊于1977年8月2日。尿血已20余天，上腹部胀痛，偏右侧痛重，经注射青霉素后，血尿消失，但仍上腹部胀痛，乏力。怀疑为肾癌及多囊肾。经超声波、尿素氮、肾盂静脉造影、膀胱镜等多种检查，认为左肾功能重度损害，右肾功能中度损害。曾服过呋喃坦丁及中药柴胡方数剂，无效。患者于8月2日经人介绍求诊。面色无华，精神疲惫，舌淡，脉大而弱。

处方：生白术 24g，茯苓 12g，炮附子 9g，生白芍 9g，菟丝子 30g，巴戟天 12g，肉桂 4.5g，陈皮 4.5g，生姜 2 片。

上方药服 3 剂，症状显著好转。守原方生白术改为 30g，茯苓改为 15g。5 剂。

上方药服完 5 剂，患者又自取 5 剂。1978 年 3 月，托介绍人追访，云患者已赴东北，自觉症状消失，未再反复。

【按语】真武汤方乃主治肾虚水泛之要方，具有温肾助阳、壮气行水之功效。本案患者面色无华，尿血、舌淡、脉大而弱，为元阳亏乏，脾阳不振，气不固摄，血出尿道之证，选用真武汤方，温肾阳而健脾阳，助气以摄血，虽未用止血之品，却能达止血之效，为中医所谓“见血休止血”之意也。

腿　痛

案 1　李某，男，20 岁左右。右腿痛，不敢履地及屈伸已 1 周余。曾用西药治疗无效。六脉洪滑。

辨证：此痰热流走经络。

处方：天南星、黄柏、苍术、防己、威灵仙、竹沥。

服上方药 1 剂即能行走。次日又服 1 剂，恢复正常。

案 2　在省中医院门诊遇一患者，腿痛，并不甚剧烈，只是疼痛不适，不红不肿，无特殊体征，亦无明显病因。按其脉象，细濡稍数。

辨证：按湿热治疗。

处方：苍术 6g，黄柏 5g，防己 6g，威灵仙 3g。

药共 4 味，剂量极轻，给予 3 剂。

患者服第 1 剂后，全身骤然自觉发热，不久热退腿痛消失。

【按语】上两例均以极简单的方药，取得明显而迅速的效果，超出处方时的期望。尤其是案 2 患者服药后全身觉热，更是所未料及。按《医家秘奥》载：“如用补中汤，脐以下无汗，加黄柏三分。”刘完素云：“凡肾水膀胱不足，诸痿躄，脚膝无力，黄芪汤中加用（指黄柏），使两足膝中气力涌出，痿软即便去了。”李东垣补中益气汤加减法云：“脚痿软，行步乏力，或痛，乃肝肾伏热，少加黄柏五分，空腹服；不已，更加汉防己五分。”该患者之所以自觉发热，当是阳气久为湿热所遏，兹因邪去而阳气暴通之故。以此来体会“脐以下无汗加黄柏”、“使两足膝中气力涌出”，就更能心领神会了。

发作性头晕失语

案 张某，男，35岁。滕县城关镇人，从事秘书工作。1980年秋，由于会议过多，写文件，做报告，常深夜不眠，用脑过度，从1981年1月开始发病。每次发病时，先打哈欠，感觉头晕，心中难受，遂即右手麻木失灵，并不能说话，但神志清楚。这样持续30~40分钟后，逐渐恢复正常。开始时每半月左右发作1次，逐渐不到一周1次，越发越频，最近4周内竟发作了8次。曾在该县医院治疗，未确诊，不得已转省级医院治疗。

1981年4月24日，在省某院做眼底检查，发现眼底动脉反光增强，可见交叉痕迹。其他神经系统检查无异常。

1981年4月25日，在省某医院继续检查：脑电图印象，两侧大脑前中动脉弹性减低；胆固醇5.0mmol/L，甘油三酯0.61mmol/L。β脂蛋白3g/L。

1981年4月27日，综合上述检查结果，未作出明确诊断，处方与在县医院所用药基本相同。

1981年4月28日，由人介绍，求余诊治。

主诉病情及经过如上述，体态一般，无特殊发现。脉稍似细弱，苔薄腻。印象是心血不足，痰迷心窍。宜养心气，补心血，祛痰开窍，以《千金方》定志丸加减：石菖蒲5g、远志6g、柏子仁6g、炒酸枣仁9g、党参3g、炙甘草3g、竹茹3g。嘱患者连服半月观察，并注意休息。患者按上方每日1剂，连服10天，病未再作。10天后因开会太忙而停药，曾发作过1次，但发作的时间极短，症状也较前大为减轻。又继续服了20剂。6月19日复诊，自称未再发作，目前睡眠良好，身体也较前略胖。为了巩固疗效，将党参改用人参，嘱令隔日1剂，1个月后停药。

【按语】定志丸，出自《千金方》，药为石菖蒲、远志、茯神、人参

（一方有茯苓）等，主治一切神志不足、惊悸健忘、言语失伦、喜笑发狂等证。张子和将本方去石菖蒲，加茯苓、柏子仁、酸枣仁，酒糊丸，亦名定志丸，用以安魂定魄，治疗神魂不安等精神方面的疾病。本患者劳心过度，使心血亏耗，心气不足而发病，故以人参壮心气，柏子仁、酸枣仁养心血以治本；手麻失语，乃是痰阻窍闭，则有石菖蒲、远志祛痰开窍以治标。

附记：第一次处方时，从经济方面考虑，将人参改为党参，但10剂之后仍能复发，估计是党参力缓之故，遂仍改用人参。以往笔者也治过类似病证，病例虽然不多，但取效大都未超过10剂。本案若早用人参，可能收效更快，10余剂后也可能不至于复发。附记于此，供临床参考。

周期性顽固性呕吐

案　张某，男，50岁，1986年9月14日初诊。

主诉：半年多以来，每月下旬即发生剧烈呕吐。呕吐前几日，自觉疲倦，食欲不佳，睡眠不好。呕吐发作时先将食物吐尽，其后是涎沫，直至呕出苦水，弯腰曲背，声震四邻，致使左右邻人聚观，皆有怜悯之意。持续1日左右，才逐渐缓解。但呕吐之后，饮食睡眠，反觉舒适，精神好转，体力增加。从第1次呕吐起，已发作6次。

病史：患者素体肥胖，体重曾达81kg，于1984年查出糖尿病。曾到省某医院门诊，先后就诊4次，每次给予中药3剂（是何药物不详）。至第10剂，服后即吐，连吐9天，水药不进。遂于1986年3月13日住院输液，并注射止吐剂。呕吐虽经止住，但似乎更不舒服，出院后每月又出现呕吐1次。

辨证：体态一般，舌苔薄腻，脉象濡缓，按之不鼓，自觉腹背部略有发胀感。根据呕吐涎沫，考虑是肝气夹胃中寒浊上逆，给予吴茱萸汤原方。

处方：吴茱萸12g，红人参3g，生姜15g，大枣2枚。

1986年9月17日2诊：上方3剂后，胀满等自觉症状似有好转，但不明显。仍用前方，吴茱萸改用9g，又加入苏叶9g，黄连3g，陈皮6g。

1986年10月3日3诊：服用上方5剂后，月末（10月27日）仍如期呕吐，比以前未见明显减轻，因知此方无效。细查舌苔薄白似粉状，遂考虑用吴茱萸汤加入《苏沈良方》之遇仙丹，去木香、槟榔。方中三棱、莪术宽胀除积，且有黑丑以搜剔顽固之湿邪，少用大黄有利于降逆泻浊。

处方：黑丑6g，大黄6g，三棱6g，莪术3g，生姜3片，吴茱萸9g，党参9g。

1987年1月11日，患者前来道谢，自称上方服用5剂后，呕吐未再复发。

【按语】此患者之呕吐有两个特点：一是持续而严重的呕吐过后，周身反而轻松，睡眠良好，食欲增加；一是周期性发作，时间比较准确。脉象不鼓，这可能是屡经呕吐后，脾胃元气受损所致。舌上薄白粉状苔，说明消化道有湿浊结聚。其病关键在于湿浊，湿浊蕴结渐多影响气机，才使呕吐。这样的呕吐，实际是人体的排异反应，所以呕吐之后反觉轻松。但呕吐只能收效于一时，病邪未除，湿浊还会继续增生，直增生到足以再度引起气机失调时，呕吐就又发作。呕吐发作间隔1月左右，即反映了湿浊之邪由呕吐而将尽，再渐积而又生，直到再度引起呕吐需要这样一段时间。由于患者之痰湿顽固黏着，所以曾经多方治疗，用过不少止呕药，连温肝降浊之吴茱萸汤亦无显效，于是考虑到二丑，因为黑丑有辛烈之性，能消能磨，善于隐僻之处搜剔湿浊。《苏沈良方》之遇仙丹，善消积滞，方中就有黑丑，又与吴茱萸等合用，故有此效。

慢性扁桃体炎

案 患儿，男，4岁，1985年7月8日就诊。患儿素有慢性扁桃体炎，每因气候变化而引起急性发作，始终不得根治。此次起病急骤，持续高热39.5℃不退，曾用抗生素、激素及中药治疗效果不明显，现查扁桃体Ⅱ度肿大，色红，体温38.5℃，舌质红少苔。

处方：麦冬9g，清半夏6g，玄参12g，生甘草6g，桂枝3g，白薇6g，僵蚕3g，薄荷2g（后入），青蒿9g，水煎服。

上方服1剂，体温下降，服完3剂，体温完全正常。继服本方6剂，扁桃体肿消如常，色不红，患儿自后感冒次数明显减少，且偶有感冒，扁桃体炎一直未发作。

【按语】扁桃体炎最易反复发作，缠绵难愈。尤其是扁桃体肿大，色泽淡红时，用苦寒之类药物效果较差。此方用青蒿、白薇清透虚热，以玄参清浮游之火，再用半夏以散结，麦冬以养阴，诸药合用，使扁桃体炎得以痊愈。

慢性中耳炎

案 王某，中年女性。患中耳炎 3 年。曾服用不少西药消炎、中药清热解毒药物无效。自述每日晨起，枕巾被浸润一片，其特点是脓液清稀，不结痂，无臭味。予四君子汤加味。

处方：党参 9g，茯苓 9g，炒白术 12g，白芷 9g，炮姜 6g，水煎服。

上方用 3 剂，耳中已不流脓液。又嘱其继服 3 剂，痊愈。

【按语】《内经》云："诸病水液，澄澈清冷，皆属于寒。"考虑中耳炎虽系"炎"症，但其病时间较长，又服凉药过多，致使伤阳转寒。脓液清稀，即是证明。因与健脾之四君子汤加白芷、炮姜以通窍化湿散寒，故收效迅速。

头　痛

案 1 姜某，中年男性。1966 年初夏到省中医院门诊。

主诉：头目不适，似痛非痛，有如蒙覆，毫不清爽，已近 1 年。自带病历一厚本，像菊花、天麻、钩藤、黄芩、决明子、荆芥、防风、羌活、独活等清热散风之品，几乎用遍，俱无效果。诊时见其舌红苔少，考虑是血虚头痛，给予四物汤加蔓荆子，3 剂。患者复诊时自述服上方 1 剂后，曾感觉头目一阵清爽，但转瞬即逝，继服后 2 剂，竟连一瞬间的效果也没有了。仔细观察，发现时近仲夏，患者双手却较一般人为凉；再细察脉象，有细象。因予当归四逆汤原方 3 剂。3 诊，诸症消失。为了巩固疗效，又给予 3 剂。

【按语】本患者舌红少苔，脉细肢冷，属于当归四逆汤证，《伤寒论》中虽未明言本方能治疗头痛，但因病理机制相同，故能药到病除。四物汤加蔓荆子，也有养血与辛散作用，但为什么初服时只有瞬间之效，而续服则连瞬间之效都没有了呢？考虑四物虽能养血，连服滞腻性增加，蔓荆子之辛散，远不能胜过白芍、熟地黄之滞腻，补血虽有余，通阳则不足，故改用当归四逆汤，取得满意疗效。

案 2 宫某，女，42 岁，省军区医院医师，1993 年 4 月 14 日就诊。头痛有拘紧感近年半，伴有心悸、烦躁、少眠。周身有拘紧感，易疲劳，脉濡滑，右关尺按之弱。曾住院 2 次，诊为神经衰弱、焦虑症，服过中西药无效。温胆汤加味。

清半夏 9g，陈皮 9g，茯苓 9g，甘草 6g，荆芥穗 9g，竹茹 9g，枳实 6g，黄芩 9g，黄连 3g，远志 6g，生龙骨 18g，生牡蛎 18g，珍珠母 30g，水煎服，4 剂。

1993 年 4 月 20 日：上方 4 剂，脉象舌象同前；无变化。睡眠较前好，掌心热，余证同前。治宜清补心肾。处方：女贞子 12g，生龙齿 24g，紫石英 30g，寒水石 30g，珍珠母 30g，远志 6g，甘菊花 9g，玄参 15g，熟地黄 24g，夏枯草 9g，羚羊角 3g，水煎服，5 剂。

癫 痫

案 1 患儿，男，10 岁，兖州汽车运输公司马某之子。1971 年春求诊。

其父代述：患儿 2 年来，经常跌倒抽搐，重时每日发作数次。西医诊为癫痫，曾服苯妥英钠、三溴片等西药无效；也曾服过中药治疗，亦无明显效果。望其身体发育一般，察脉观舌，亦无异常发现。因问最初发病有无明显诱因，其父说：1969 年夏天，天气很热，此儿上坡割草，在炽烈的太阳照射下晕倒了，以后就经常发作，越发作越频繁。据其病因，认为病属暑厥。

处方：党参 12g，麦冬 12g，五味子 4.5g，夏枯草 15g，清半夏 9g，蜈蚣 1 条，僵蚕 6g，全蝎 4.5g，甘草 3g。水煎服。

数月后，马某领其儿来复诊。自述上方服了 10 余剂，抽搐未再发作。

建议可以停药，但嘱其不要在炎热的阳光下玩耍，以防引起复发。后访数年，病情一直稳定，未再发作。

【按语】本例是典型的“审因求治”，此病是中暑所致，应该称暑厥。当以治暑为本，兼祛痰散结止痉以治标，因以生脉散加味。生脉散乃治暑热伤气之名方，以此方加减，则清暑、保元、祛痰、止痉，熔为一炉，所以有效。但本方并非治一切痫病的万能良方。

案2 尚小宝，女，7岁。沂源某工厂工人之女。1975年6月中旬，由其父领来学院求诊。

其父代述：患儿2岁时，因感冒发高热，难以安静致癫痫发作。每日发作3~5次，从未间断。长期服西药氯丙嗪，每日3片，亦未停止发作。当时考虑，即是由高热引起，恐是脑中余热未清，遂将《金匮要略》中的风引汤原方与服。并嘱其服后复查，以观察疗效。

1975年7月25日复诊：前方连服5剂，无效，反见夜间盗汗，即在白天也比从前容易出汗。观其面色㿠白，脉细而兼弦，比初诊时虚象较为明显。其家长追述云：“此女二三岁时，曾患过严重腹泻，日夜无度。当时服药无效，后经针刺治愈。”根据上述病史，结合目前虚象，另拟一方，健补脾阳，佐以镇静。

处方：党参15g，炒白术9g，茯苓9g，炮附子3g，炙甘草6g，僵蚕3g，全蝎1.5g，远志肉3g，柏子仁9g，生龙骨12g，生牡蛎12g，清半夏6g，肉桂1.5g，石菖蒲18g，水煎服。

同年11月25日3诊：上方共服25剂，氯丙嗪已由3片改为每日只服1片。患儿面色红润，盗汗已止，精神远较以前活泼。癫痫虽仍有时发作，但已极轻，只几秒钟即已过去，陌生人一般不易看出。其家长并云：此女孩过去烦躁易怒，现已大为改变，并已入学，担任班长云云。诊其脉已缓和，舌诊无异常，上方去僵蚕、全蝎、半夏，肉桂改用3g，加入熟地黄9g，嘱其续服，巩固疗效。

【按语】此与小儿慢惊风应属同类。小儿慢惊风，多因久痢、久疟，或痘后、疹后，或风寒饮食积滞过用攻伐太甚，或病后失于调理，皆可致之，而以吐泻得者最多。此女就患过严重腹泻，脾气已伤，故以健补脾阳收功。最后处方倍用肉桂并加入熟地黄，是参考了治慢惊之加味理中地黄汤而制定的。

案3 王某，女性，年约5旬，住济南市白马山。患者经常跌倒抽搐，昏不知人，重时每月发作数次，经西医诊断为癫痫，多方治疗无效，来学院求治。望其舌上，一层白砂样干厚苔。触诊胃部，痞硬微痛。问诊知其食欲不佳，口干欲饮，此系水饮结于中脘。但患者迫切要求治疗痫风，并不以胃病为重。因仿桂枝去桂加茯苓白术汤意，因本证不发热，去桂枝、生姜、大枣，加入枳实消痞，僵蚕、蜈蚣、全蝎以搜络、祛痰、镇痉。

处方：茯苓9g，白术9g，白芍9g，炙甘草9g，枳实9g，僵蚕9g，蜈蚣1条，全蝎6g，水煎服。

患者于1年后又来学院找先生诊病，自称上方连服数剂后，癫痫未再发作，当时胃痛也好了。现今胃病又发，只要求治疗胃病，因与健脾理气化痰方而归。

【按语】癫痫虽然是脑病，但是脑部的这一兴奋灶，必须通过刺激才能引起发作。而引起刺激的因素，是多种多样的。本患者心下有宿痰水饮，可能就是其癫痫发作的触媒。本病在行水散饮的基础上，酌加搜络、祛痰、镇痉的药物，使多年之癫痫痊愈，是很值得进一步研究的。

失　眠

案1 徐某，中年女性，工人，济南市人。1990年2月13日就诊。患者1周前做人流手术，身体较弱，睡眠欠佳，不烦躁，近2日竟发展至昼夜不能入睡。服用安定片亦无效。舌质淡胖大，边缘有齿印，脉弱而无力。

处方：珍珠母45g，龙骨18g，柏子仁9g，熟地黄24g，黄连1.5g，茯苓12g，炙甘草6g，薄荷3g（后入），酸枣仁9g，水煎服。

上方服完1剂后，即能入睡，共服3剂睡眠如常。

【按语】此方实本自许胤宗之珍珠母丸，去人参、当归、犀角、沉香，加黄连、炙甘草、薄荷，因药房缺龙齿，故改用龙骨。人卧则血归于肝，肝虚不能藏魂，故以珍珠母入肝为君，龙齿有安魂镇静作用。酸枣仁、柏子仁亦皆养肝益血之品。肾为肝之母，故用熟地黄滋肾以养肝。

加少许黄连、薄荷者，因此病虽属肝虚之证，但不眠之症，最易引起心火，虽暂不烦躁，亦加少许黄连，以防心火内生，也符合珍珠母丸使血充而不热之方义。由于本方用大队补肝之品，为使补而不壅，故又用少许薄荷以疏肝。

案2　李某，女性，年约6旬，山东大学干部家属。1970年春失眠症复发，屡治不愈，日渐严重，竟至不眠，每日只得服用安眠药物才能勉强略睡片刻。应邀往诊。按其脉涩而不流利，舌苔黄厚黏腻，显系内蕴湿热。因问其胃脘满闷，并云大便日久未行，腹部并无胀痛。这就是“胃不和则卧不安”，要使安眠，先要和胃。处方半夏泻心汤原方加枳实。傍晚服下，当晚就酣睡了一整夜，烦躁满闷等症状，都大见好转。又接连服了几剂，终至食欲恢复，大便畅行。

【按语】《灵枢·邪客》篇云：“厥气客于五脏六腑。”致使“卫气独卫其外，行于阳不得入于阴……故目不瞑”。治法是“补其不足，泻其有余，调其虚实，以通其道，而去其邪”。本症心下有湿热壅遏，就是“厥气”内客，尽管半夏泻心汤在《伤寒论》中并未提到有安眠的作用，但是苦辛开泄，消散湿热，就能达到“决渎壅盛，经络大通，阴阳得和”的目的，因而取得“阴阳以通，其卧立至”的效果。

案3　徐某，女，30岁，1986年12月8日。失眠多梦（常做噩梦），近日加重。平素腰酸背冷，小便有余沥。舌淡苔薄，脉弱。处方：熟地黄30g，生山药18g，山萸肉1~2g，茯苓9g，泽泻6g，牡丹皮6g，炮附子9g，肉桂3g，砂仁3g。水煎服5剂。

服药2~3剂后，诸症大减，睡眠好精神佳，小便无余沥。

无名低热

案　张某，男，50岁，山东省精神病院会计。1973年初夏，发低热，西医检查不出病因病灶，每日静脉点滴生理盐水、激素等，治疗2个月余毫无效果。邀会诊。患者二便正常，只是微觉头痛，脉象稍显弦。因与小柴胡汤原方，其中柴胡用量为24g，共服2剂，患者自觉全身舒适，低热全退，过了3天，患者已正常上班。

【按语】《伤寒论》云："伤寒、中风，有柴胡证，但见一症便是，不必悉具。"注家往往把这个"一症"局限于"往来寒热"、"胸胁苦满"、"默默不欲饮食"、"心烦喜呕"这几个症状上，并称之为四大主症。临床上除了见到这四大主症以外，很少想到用小柴胡汤的。《伤寒论》中还有一条更为重要却更容易被人忽视的条文是："伤寒脉弦细，头痛发热者，属少阳。"对本条的解释是，外感发热总离不开三阳，头痛、发热是三阳病共有的症状，属太阳就当脉浮，属阳明就当脉大，如果脉不浮不大而弦细弦劲，排除了太阳和阳明，就理所当然地属少阳了。少阳的弦细，不一定是弦细弦劲，只要够不上太阳之浮、阳明之大，而又指下端直有力，就为弦细。至于柴胡，刘完素称："散肌热，去早晨潮热、往来寒热、胆瘅、妇人产前产后诸热。"足可见其可以广泛地应用于多种原因的发热。

半身麻木

案 梁某，女，32岁，济南市西郊农民。1990年6月初诊。患者自去年春节前，晨起穿衣，觉冷一阵，左半身麻木，自后每日多次阵发性麻木，发作前常心烦，头胀，无故欲哭，食欲不振，胸闷。舌苔白腻，脉沉弱涩。本证属痰郁气滞。

处方：白豆蔻9g，苍术9g，川芎6g，香附6g，半夏9g，苏梗9g，橘红9g，茯苓9g，枳实6g，干姜6g，水煎服。

1990年6月10日2诊：上方服用4剂，头已不胀，半身麻木犯了4次，较前减轻，欲哭心烦、食差同前。燥痰宜润。处方：川贝母9g（单包，捣细，分3次冲服），桔梗6g，沙参9g，青竹茹9g，广郁金6g，连翘6g，苏梗3g，当归3g，炙甘草6g，生姜2片。水煎服。

1990年6月15日3诊：上方服用5剂，麻木、悲哭均好转，初步见效，胸闷纳少仍如前。处方：桂枝9g，炙甘草3g，麻黄3g，细辛3g，炮附子6g，广郁金6g，苍术6g，枳实6g，生白术9g，川芎6g，生姜3片。水煎服。

1990年6月19日4诊：上方服用4剂，胸闷、欲哭、麻木等症均消失，惟稍觉眉棱骨痛，偶尔略有心烦、纳少、疲劳，常自汗出。

处方：生白术 9g，炒薏苡仁 9g，炙甘草 6g，乌梅肉 6g，半夏 9g，炮附子 6g，广郁金 6g，川芎 3g，白芷 6g，五味子 3g，水煎服。

【按语】怪病多痰。本案围绕治痰，处方或温散或润，开郁散结，疏畅气机，使痰祛而病除。

腹 痛

案 1 王某，男性，年四十余，山东省威海市人。1956 年求诊。患者患脘腹痛多年，每痛时数日不大便，脉沉紧。出示以前曾服过的药方，大多是枳实、厚朴、大黄等行气泻下药，其中大黄有用至 30g 者，但大便仍不通畅。诊毕给予大黄、附子、细辛各 9g，1 剂即大便畅下，粪中有黑色粒状物，大者如黄豆，数量甚多，坚硬异常。自后腹部舒适。

【按语】此证大便秘结，脉象沉紧，肢冷舌淡，寒象明显，故用大黄附子汤。但用该方要注意两点：一是必须其人不呕。因为呕则气机向上，不宜用下法。二是细辛用量要重，常用 6 ~ 9g。细辛与附子合用，驱其陈寒痼冷，使病久已处于呆滞状态的肠管活动起来，大黄才能起到推陈致新、泻下的作用。

案 2 陈某妻，女，36 岁。脉细，左手小指、无名指麻木。据查有胃窦炎、胆囊炎、颈椎增生。纳呆，常头痛头晕，每发作即面黄欲吐、欲泻，右脘时痛，右胁下时痛，痛时须屏气顶压，腰酸牙痛，曾有产后大出血史。

处方：生黄芪 30g，骨碎补 15g，莲子肉 9g，生山药 12g，熟地黄 15g，炒薏苡仁 9g，砂仁 3g，当归 6g，川楝子 6g，延胡索 6g，生麦芽 6g，炒白术 9g，生姜 2 片。水煎服。

1992 年 8 月 13 日：脉细、苔黄腻。前几日发热退后鼻塞头痛，脘胁痛，疲劳，平素白带多，身上常起青色斑。补中益气汤加味。

处方：生黄芪 12g，炒白术 9g，陈皮 6g，升麻 6g，荆芥穗 9g，当归 6g，蔓荆子 6g，炙甘草 6g，党参 9g，半夏 6g，白芷 6g，黄柏 3g，防风 6g，川楝子 6g，夏枯草 12g，葱白 3g，水煎服。

1992 年 8 月 17 日：诸症有所减轻，大便溏有沫不爽，两腿酸软喜暖，脉细弱。

处方：黄柏 3g，炒苍术 9g，防己 6g，炒薏苡仁 30g，巴戟天 15g，独活 3g，荆芥穗 6g，蔓荆子 6g。水煎服 3 剂。

1992 年 9 月 23 日：腹痛喜按，头痛、大便常有沫，脉有迟涩象，苔薄黄，拟小建中加味。

1992 年 10 月 16 日：腰痛、不动亦痛，半夜后更重，指关节痛，怕凉水。每次经后腰痛重，头晕，脸浮肿。脉左侧可右脉稍弦，舌淡苔薄。扶肾阳、益气养血。

处方：熟地黄 18g，川续断 9g，当归 9g，川芎 6g，独活 6g，桑寄生 12g，细辛 3g，白芍 9g，肉桂 4.5g，秦艽 9g，生黄芪 15g，生白术 30g，川乌 9g。水煎服。

1992 年 10 月 31 日：仍左侧胸胁以下疼痛，近来头发脱落，偏头痛，伴有心悸。脉弦虚。肝肾两虚，血运不畅，用健运汤。

处方：生黄芪 18g，台参 9g，当归 9g，麦冬 9g，肉桂 3g，莪术 6g，三棱 6g，制何首乌 15g，生乳香 9g，生没药 9g，川续断 9g，狗脊 9g。水煎服。

1992年11月7日：上方6剂，大便不硬而难出，小腹胀痛，痔疮下血。

处方：桔梗 9g，甘草 6g，小茴香 3g，枳壳 6g，延胡索 3g，生何首乌 30g，川芎 6g，乌药 9g，炒黑芝麻 9g。水煎服。

1992 年 11 月 12 日：大便黏稠不爽，腹仍痛。

处方：桔梗 9g，甘草 6g，枳壳 9g，大黄 6g，生白芍 9g，广木香 6g。水煎服 2 剂。

应加大量生何首乌，大便调后改用滑氏补肝散。

滑氏补肝散：山萸肉、当归、五味子、山药、炙黄芪、川芎、木瓜各 15g，熟地黄、炒白术各 3g，独活、酸枣仁各四钱为末，每服 9g，水煎服。

1993 年 8 月 1 日：舌淡苔滑腻，脉细濡左寸关极弱。左侧胁下及少腹经常疼痛，恶心、常嗳气，疲劳无力，小便白浊。肠胃道濡浊壅滞，宜芳化。

处方：白蔻仁 9g，炒薏苡仁 15g，藿香 9g，黄连 6g，厚朴 9g，苍术

9g，槟榔6g，白丑3g，炒五灵脂6g，广木香6g，半夏12g，炒神曲6g。水煎服6剂。

1993年8月10日：已不恶心，也稍有力气，惟左侧仍脘腹胀痛，牵及左肩，按之舒适。舌有瘀点苔滑腻，脉濡，两关尺尤弱不任按。

滑氏补肝散：净山萸肉12g，当归9g，五味子9g，生山药12g，炙甘草6g，川芎6g，木瓜9g，熟地黄6g，炒白术6g，独活9g，炒酸枣仁9g，刺蒺藜15g，青皮9g。水煎服。

1993年8月25日：舌红苔黄腻，脉沉弱右关尺尤弱。左肋下及左少腹仍痛感，任按、疲劳无力。脘闷、喜嗳气。食欲一般，恶心较前轻，口黏咽干，腰背酸痛。小便黄坠痛有白浊。

处方：麦冬12g，天花粉9g，沙参9g，甘草6g，海蛤粉9g，威灵仙9g，熟地黄15g，五味子9g，狗脊12g，生山药30g，大青盐3g，茯苓12g，龙胆草6g，川续断12g，水煎服。6剂。

1993年10月11日：服前方6剂后，少腹痛基本好转。半月前做人工流产，人流后前症复发。现脉沉弦，舌苔灰腻，口干便干，排便不畅，仍宜补肝散。

处方：当归15g，熟地黄40g，生白芍15g，川芎9g，净山萸肉12g，生山药18g，木瓜12g，炒酸枣仁30g，五味子12g，柴胡9g，独活6g，川楝子6g，青皮9g，刺蒺藜12g。水煎服，10剂。

皮 疹

案 一老年妇女，年约5旬，1971年夏天，求诊。患者掀起衣服，全身上下丘疹密布，由于瘙痒，抓得一片黑痂。自述发病已2年，曾到山东医学院附院皮肤科检查，诊为皮疹，用西药治疗无效。现患者每到夜间，必发一阵寒热，寒热过后，即发出一片丘疹。因此，旧疹未愈，新疹又生，辗转缠绵，始终不愈，烦躁失眠，大便干燥，排便费力，望其舌红苔少，切其脉沉而稍数，辨证属血燥风秘，治以滋燥养荣汤。

处方：生地黄30g，熟地黄30g，当归5g，白芍15g，黄芩9g，秦艽9g，防风9g，甘草9g，水煎服。

患者服3剂，大便通畅，寒热停止，身痒大减，丘疹渐消。嘱其继服几剂，服至丘疹结痂脱落后停药。

【按语】本证的特点是夜间必发寒热。人体阳气，白天活动的时候，大都集中在体表，夜间睡眠的时候，大都集中在体内，这叫作“卫气日行于阳，夜行于阴”。大便既然燥结，已经是津枯血燥，在白天卫气行阳的时候，患者还不觉得怎样，而在夜间卫气行阴的时候，已虚的阴血配不过不虚的阳气，就寒热发作。发作寒热，实际就是血热外出发疹的反应。所以本证的主诉是瘙痒、寒热，而疾病的本质却是血虚便秘。治疗应当养血以治血燥，凉血以治血热，加入祛风药以治皮疹和寒热，因而处以加大剂量的滋燥养荣汤。

肾盂肾炎

案 贺某，女，40岁。1995年6月4日就诊。肾盂肾炎，小便灼热刺痛，脉细弱，舌瘦苔白腻，乏力，尿检脓细胞（+）。

处方：白茅根30g，生山药60g，甘草9g，蒲公英30g，桑椹60g，女贞子30g，生蒲黄15g，生地黄18g，木通9g，水煎服，6剂。

1995年6月21日二诊。小便实验室检查基本正常，腰酸痛，舌苔黄腻，脉沉弱。处方：生黄芪30g，生山药30g，甘草9g，桑寄生18g，白茅根30g，川续断15g，熟地黄30g，蒲公英20g，生蒲黄10g，生芡实24g，净萸肉12g。水煎服，6剂。

1995年7月4日三诊。腿肿痛。处方：熟地黄30g，生山药30g，净萸肉12g，牡丹皮9g，茯苓9g，泽泻9g，怀牛膝12g，车前子6g，肉桂3g，炮附子6g，木瓜12g，秦艽10g。水煎服，6剂。

痰　饮

案 张某，女，40岁，清河煤气站。1996年4月21日初诊。舌白胖，有齿印，脉洪滑。主诉：厌水不欲饮。体胖，无头晕、心悸等症状。月经已4个月余未见，疲劳乏力，活动即喘，时腰酸痛。拟先治痰饮。

处方：茯苓18g，桂枝10g，生白术20g，炙甘草6g，半夏12g，橘红12g，炒葶苈子3g，大枣肉3枚。水煎服，4剂。

1996年4月25日二诊：前方服4剂，自觉有好转，喘轻、腰不痛，大便日2~3次，不溏不薄。稍能饮水，仍头额、颠顶、两额角微痛不适，常心热，舌白边缘齿印明显，脉仍洪滑。虚热未净，宜与清补和胃理脾为治。

处方：生白扁豆30g，茯苓15g，生白术20g，白薇9g，橘红9g，生山药30g，甘草6g，建莲肉12g，乌梅2个，炒薏苡仁15g，砂仁3g。水煎服，3剂。

下阴重坠

案 韩某，女，60岁，1995年5月25日就诊。湿热下注阴道重坠。

处方：熟地黄30g，净萸肉12g，生山药18g，茯苓10g，牡丹皮10g，泽泻10g，知母12g，黄柏9g，生白芍10g。水煎服。10剂。

1995年7月4日再诊：服上方效显，重坠感全无。此次期前收缩，劳累后出现，另有慢性胃炎。

处方：生黄芪15g，西洋参6g，炙甘草9g，黄连3g，茯苓9g，远志6g，生白扁豆30g，木瓜12g，桂枝9g，生地黄30g，麦冬12g，半夏9g。水煎服，7剂。

感冒

案 李某，男，4岁，1986年12月11日就诊。发热38.9℃，四肢冷，舌苔黄厚。

处方：半夏9g，黄连3g，干姜3g，甘草3g，白芷6g，厚朴6g，苏叶6g，苍术9g，陈皮6g。水煎服。

服上方1剂热退，又拟方：芦根24g，瓜蒌仁9g，薏苡仁9g，半夏9g，白豆蔻3g，甘草3g，茯苓6g，桑白皮6g，黄芩6g，橘红6g，麻黄3g。水煎服。

咳　嗽

李某某，男，5岁，1987年6月8日就诊。咳嗽1周。曾用止嗽散、十金苇茎汤、海蛤粉冲服及“痰咳净”治疗，疗效不显。表现为夜咳甚，吐稀痰，舌苔滑。

处方：麻黄3g，杏仁3g，甘草3g，干姜4.5g，五味子4.5g，半夏6g，橘红6g，白芍6g，茯苓6g。水煎服，3剂。服后咳轻。

萎缩性胃炎

案1　柴某，男，山东张店人。1995年7月15日就诊。七八年前查为浅表性胃炎，近期查为萎缩性胃炎。胃脘胀，入睡难，睡眠不深，胀即加重，能睡而病减，脉有滑象，时觉恶心，吃辛味较适。

处方：党参10g，炙甘草6g，茯苓12g，远志6g，炒酸枣仁30g，广木香3g，生龙骨18g，半夏10g，黄连3g，苏梗9g，柏子仁9g，厚朴6g，生姜2片。水煎服，10剂。

1996年4月26日，前症基本痊愈，近因出发饮酒等，又时有胀感，脉弱。

处方：合欢皮20g，西洋参6g，生百合30g，远志6g，柏子仁12g，炒酸枣仁30g，苏梗6g，桂枝9g，砂仁3g。水煎服，15剂。

案2　李某，女，67岁，1994年1月4日就诊。萎缩性胃炎10年。胃脘撑胀，按之压痛2个月，牵引两胁胀满，恶心，饭后重，嗳气，纳差、大便不畅、不成形。舌暗红苔白腻，左脉迟涩。

处方：石斛12g，麦冬12g，甘草6g，木瓜9g，川楝子9g，枸杞子10g，当归6g，沙参15g，佛手9g，甘松6g，砂仁3g，苏叶9g，西洋参9g，水煎服，10剂。

1994年1月21日再诊：服药后诸症减轻，停药后仍觉胀。口苦、胸闷、睡眠差，大便不畅。脉仍有涩象。

处方：当归6g，川楝子9g，生麦芽6g，枸杞子10g，金石斛12g，麦冬12g，西洋参9g，甘松6g，郁金6g，丹参30g，木瓜9g，生山药30g，水煎服，10剂。

1994年3月4日三诊：生气后脘腹胀，嗳气，口干涩，大便溏。舌红苔白干厚，脉沉涩。

处方：苍术6g，厚朴3g，陈皮6g，炙甘草6g，西洋参10g，郁金6g，苏梗6g，半夏9g，茯苓6g，干姜6g，木瓜10g，山萸肉30g。水煎服，10剂。

1994年3月25日四诊：服药效显，大便已成形，近两天又时有腹胀。前方去干姜、山萸肉，加香橼30g以巩固疗效。

胃 胀

案1 石某，女，47岁，济南中药厂工作。1994年10月18日就诊。胃脘时胀，下半夜重，消瘦，嗳气，纳少，眠差，少腹时痛，食管时觉噎，检查无异常，病程10年。舌淡苔少，脉沉细弱。补命火以生脾土，脾气健运，诸症自瘥。

处方：巴戟天18g，炒白术30g，桂枝9g，小茴香3g，生山药20g，香橼10g，肉桂3g，净萸肉12g，广木香6g。水煎服，6剂。

1994年10月25日2诊：服药效好，胀轻，大便减形，2日1次，矢气多，现少腹仍时痛，上方加减。

处方：巴戟天18g，炒白术15g，生山药30g，小茴香3g，肉桂6g，山萸肉18g，香橼10g，木香6g，陈皮6g，砂仁6g，炮附子6g。水煎服，6剂。

案2 高某，女，73岁。1993年10月31日就诊。主诉：胃有胀饱感，腹部自觉内灼热，大便溏秘无常，纳少少眠，病因精神忧郁引起。脉沉弱，右关尺更弱，舌苔中心微似黄腻。理气开郁和胃。

处方：苍术9g，厚朴3g，陈皮9g，炒栀子6g，炙甘草3g，苏梗9g，川芎6g，党参9g，合欢皮9g，沙参9g，佛手片9g，生姜2片。水煎服，3剂。

1993年11月4日：服药后胃胀轻，睡眠较前好转，仍觉腹部灼热。

处方：沙参 12g，川楝子 9g，熟地黄 18g，生首乌 18g，金石斛 9g，川芎 6g，麦冬 9g，苏梗 6g，夜交藤 15g。水煎服。

心绞痛

案 鞠某，女，63 岁，1994 年 12 月 2 日就诊。冠心病史 3 年。阵发性心前区绞痛，多发生在夜间 1 时，嗳气，口中无味，纳差，眠差。

处方：西洋参 6g，薤白 10g，瓜蒌仁 15g，半夏 9g，炒栀子 10g，生姜 2 片。水煎服，7 剂。

1994 年 12 月 9 日再诊：心绞痛发作次数明显减少，夜间未再发作，不嗳气，睡眠较前好。舌红苔薄，脉沉细。处方：西洋参 6g，薤白 10g，三棱 6g，莪术 6g，生黄芪 12g，炙甘草 6g，炒栀子 6g，丹参 15g，桂枝 3g。水煎服。

哮 喘

案 李某，男，44 岁，业农。自幼患过哮喘，天冷遇水劳动则喘更甚。1964 年 8 月 12 日因感冒而复发哮喘，咳嗽连声，胸痛，痰声辘辘，多白沫，伏坐不得卧，吐痰则松，食欲减退，小便清长，大便结，舌苔白滑，脉浮紧。肺主诸气实为肺之标；肾主纳气实为气之本。火衰水盛，水寒金冷，津液不得蒸化，则留而为饮，上迫于肺，肺络受阻，气机被遏，遂致咳喘。治宜温中蠲饮，宣肺纳肾。

处方：麻黄 3g，五味子 3g，肉桂 0.3g，沉香 0.5g，白芍 6g，细辛 0.7g，干姜 3g，半夏 6g，炙甘草 6g，瓜蒌仁 15g，莱菔子 12g。水煎服。

服后喘定咳轻，咳痰大减，亦能睡卧，连服 6 剂而愈。

面部麻木

案 冯某，女，36 岁，济南医药包装厂广告公司职工。1993 年 2 月 15 日就诊。面部常有麻木感 4 年。头亦觉痛，心烦，因情志刺激而得病。

舌诊无异常，脉沉濡。

处方：炒栀子 9g，酒黄芩 6g，甘草 3g，白芷 6g，防风 6g，天麻 9g，当归 6g，川芎 3g，生姜 3 片。水煎服，5 剂。

1993 年 2 月 21 日：上方 5 剂无效，脉沉弱，左尺尤弱，烦躁失眠。宜滋肾养肝，面麻木暂从缓治。处方：熟地黄 30g，生何首乌 30g，肉桂 6g，生山药 15g，净萸肉 9g，茯苓 9g，当归 9g，炒白术 9g，生姜 2 片。水煎服，5 剂。

1993 年 3 月 21 日：据述上方共服 8 剂，头痛、失眠均有好转，仍心烦，饮食二便正常。处方：熟地黄 30g，生何首乌 30g，净萸肉 12g，茯苓 9g，生山药 15g，黄连 3g，肉桂 6g，炒白术 9g，怀牛膝 9g，淡竹叶 9g，炒酸枣仁 15g。水煎服，5 剂。

1993 年 5 月 29 日：来人代述，心烦、睡眠好转，头仍痛，面部麻木，心窝部觉热，易生气。面属阳明，易怒属肝，肝木克土，阳明气郁经络不畅，故面麻木。逍遥散化裁。拟方：柴胡 6g，炒栀子 6g，生地黄 9g，白芷 3g，葛根 6g，生白芍 9g，升麻 3g，当归 6g，龙胆草 6g。薄荷 6g。水煎服。

口腔溃疡

案 孙某，女，62 岁。1993 年 11 月 5 日就诊。右侧口腔内腮部溃疡 3 个月。素有心悸，西医怀疑为风湿性心脏病，但查心电图无异常，亦有关节痛史。脉滑，苔白腻。拟祛痰内治，兼口漱方。

处方：茯苓 9g，半夏 9g，橘红 6g，甘草 6g，黄连 3g，琥珀粉 3g（冲，分 2 次冲服），远志 6g，黄柏 3g，生地黄 9g。水煎服。

另方：黄柏 9g，细辛 6g，儿茶 6g。水煎频漱，漱后吐出。

腹 泻

案 1 邱某，女，75 岁。1994 年 1 月 15 日就诊。腹胀、肠鸣、便蛋清样黏液，有胆囊炎史。

处方：小茴香 3g，巴戟天 10g，椒目 10g，砂仁 3g，广木香 6g，白丑 3g，山楂 6g，生白芍 10g，甘草 3g。水煎服。

1994 年 1 月 27 日：上方显效，仍大便蛋清样量多稀黏。上方去后三味，加生牡蛎 12g，蛇床子 9g，车前子 9g。水煎服。

案 2 杨某，男，50 岁，山东兖州人。1982 年初夏就诊。患者腹泻频繁，日数十次半年余。不敢食油腻、生冷之物，西医曾怀疑为肠癌，多方治疗无效。望其舌苔黄腻，问知大便泻而不爽。

处方：生大黄 30g，黄酒适量，以酒煎服。

1 剂后泻的次数减半，再剂即自觉痊愈。4 剂后，任食生冷瓜果，亦不再泻。后隔数月，患者前来致谢，告曰：其子结婚喜庆之日，吃喜酒数杯，亦安然无恙。

【按语】大黄，《本草》称："下瘀血、血闭、寒热，破癥瘕积聚，留饮宿食，荡涤肠胃，推陈致新，通利水谷，调中化食，安和五脏。"本证肠垢不尽则热泻不止，用大黄正是取其"推新"的作用，又以黄酒助其药力，达到泻止病愈之目的。此方又名将军饮，效宏价廉，值得推广。本证之辨，大便泻而不爽是其关键。提示病机为湿热郁积，非大黄通因通用不足以祛其湿热。

腰 痛

案 李某，女，28 岁。济南市历下区工商局职工。1992 年 10 月 12 日就诊。主诉：几年来两下肢无力，肌肉松弛，腰痛，自觉皮肤干涩，视力昏花，心慌，唇干咽干，眼红易上虚火，夜尿频。3 年前产后得病，逐渐加重，服中药近百剂。

处方：熟地黄 30g，山萸肉 15g，生山药 15g，枸杞子 9g，怀牛膝 9g，肉桂 3g，柏子仁 9g，益母草 12g，狗脊 12g。水煎服，6 剂。

1992 年 10 月 19 日：夜尿次数减少，余无明显变化，补述胃常发胀纳少，月经先期量多，服上方咽部有凉感。上方去肉桂、柏子仁、益母草、狗脊加巴戟天、淫羊藿。另用鹿茸粉，每日 1g，黄酒送服。

1992 年 11 月 2 日：上方服 12 剂，腰已不痛，仍心慌胸闷气短。服鹿茸虚火上炎。舌淡脉细弱。处方：西洋参 9g，茯苓 6g，远志 6g，当归 6g，炙甘草 6g，桂枝 6g，陈皮 3g，栀子 9g，麦冬 12g，黄芪 9g，三棱 3g。水煎服。

1992 年 11 月 25 日：胸闷气短较前减轻，仍多梦，口干唇干，易虚火上炎，脉沉弱。归脾汤化裁，朝服人参归脾丸。晚服六味地黄丸处方：熟地黄 15g，怀牛膝 9g，枸杞子 9g，夏枯草 9g，山药 12g，萸肉 9g，茯苓 6g，珍珠母 30g，柏子仁 6g。水煎服。

脑积水

案 王某，女，36 岁，山东淄博人，1993 年 4 月 3 日初诊。主诉：右眼视力模糊，后脑部发胀。经淄博万杰医院检查，为不完全性脑积水，枕大蛛网膜囊肿。舌体胖嫩，苔薄腻，脉缓大。以中药试治。

处方：生何首乌 15g，炙龟甲 9g，泽泻 9g，土茯苓 30g，天麻 6g，防风 6g，晚蚕沙 12g。水煎服，10 剂。

1993 年 4 月 19 日再诊：上方共服 15 剂，右眼有好转，枕部胀亦减轻，舌脉同前。

处方：土茯苓 60g，生何首乌 20g，炙龟甲 9g，泽泻 9g，夜明砂 9g，枸杞子 9g，晚蚕沙 9g。水煎服。

1993 年 5 月 20 日三诊：右眼下视、外视俱好转，睡眠乍醒乍寝，左侧耳鸣。脉濡，舌稍胖嫩。

处方：土茯苓 60g，炙龟甲 9g，泽泻 9g，熟地黄 30g，生何首乌 20g，草决明 3g，枸杞子 9g，楮实子 15g，鱼鳔胶 9g。水煎服，15 剂。

1993 年 6 月 6 日四诊：上方 15 剂，视力睡眠均好转，仍时有耳鸣后头发胀，腿膝乏力。脉濡滑，右尺弱。上方稍为加减续服。

处方：土茯苓 60g，炙龟甲 9g，泽泻 9g，生何首乌 20g，怀牛膝 12g，生薏苡仁 30g，草决明 6g，鱼鳔胶 9g，夏枯草 18g。水煎服，10 剂。

1993 年 8 月 14 日五诊：前方服约 50 剂，于 10 天前复查。颅脑 CT：脑实质密度均匀，第二脑室正面以上系统扩张较前有减轻，侧裂无增宽（脑室扩张考虑中脑导水管不完全梗阻所致）。自觉症状：右眼视力模糊，头胀已消失，左耳不定时嗡嗡作响。近几个月常觉内热烦躁，自汗不止，小便深黄。舌体外伸稍向右偏，脉稍弱。前方加减。

处方：土茯苓60g，炙龟甲9g，泽泻12g，熟地黄30g，生何首乌30g，枸杞子9g，甘菊花9g，夜明砂9g，柏子仁9g，十大功劳叶15g。水煎服，10剂。

1993年10月5日六诊：上方服40余剂，无大变化。目翳，舌淡苔滑，脉沉弱。

处方：生黄芪9g，枸杞子12g，炙龟甲9g，炙甘草6g，草决明12g，荆芥9g，桑椹子30g，蝉蜕6g，黄柏3g，赤芍9g。水煎服，10剂。

1993年12月5日七诊：脉弱，右尺尤弱，舌淡、苔滑，微黄腻。右眼视力甚为模糊（据查为脑积水压迫视神经所致），伸舌已不偏，后脑稍有沉重感，耳鸣、睡眠均较前明显好转，查右睛黑眼似有翳膜，白睛已较前清晰。月经淋漓，四肢经常发凉。宜温补肝肾，明目去翳。

处方：熟地黄30g，生何首乌20g，巴戟天15g，黄芪10g，生薏苡仁30g，川续断10g，土茯苓45g，炙龟甲9g，鹿角霜10g，枸杞子12g，夜明砂10g，炒五灵脂6g，蛇蜕3g（炙黄研末冲服）。水煎服。

喘　证

案　冯某，男，36岁，济南黄河大桥人。1993年10月9日就诊。近10天喘咳，自觉有痰难咯，时心慌、头痛，每活动即易汗出，近来常盗汗（透视有轻度肺气肿）。舌淡红水滑苔，脉沉迟。先益肺气行痰，盗汗暂从缓治。

处方：生黄芪12g，半夏9g，橘红9g，茯苓9g，干姜6g，炙甘草6g，五味子6g，苏梗6g。水煎服。3剂。

1993年10月18日：有喉鸣音，苔滑腻，脉缓大。

处方：清半夏9g，橘红9g，茯苓9g，炙甘草6g，炙桑白皮9g，炒白果9g，麻黄3g，马兜铃12g。水煎服3剂。

1993年10月21日：服药平安，舌脉同前。

处方：半夏9g，生白芍15g，干姜9g，五味子9g，细辛5g，桂枝6g，炙甘草 6g，炒杏仁 9g，麻黄 3g，炒白果 9g。水煎服，3 剂。

1993 年 10 月 24 日：喘已显效，口仍微干，水滑苔，根部微黄，脉右三部缓滑。仿从龙汤方。

处方：干姜 9g，桂枝 6g，麻黄 3g，五味子 9g，细辛 3g，白芍 12g，生龙骨 15g，生牡蛎 15g，半夏 9g，炒苏子 3g，沉香 9g，甘草 6g。水煎服，4 剂。

白塞病

案 张某，男，22 岁，山东大学学生。1992 年 9 月 19 日就诊。口腔溃疡、阴囊及腹股沟亦有溃疡，发病已 7 年，进行性加重。眼干、咽食有痛感，口中常有臭味。舌边有齿印，舌赤，脉大似弦有力，左尺平。千佛山医院诊断为白塞病，山东医科大学附院亦怀疑为白塞病，未做明确诊断。患者不接触烟酒，不愿吃煮熟蔬菜。

拟以下方试治：升麻 3g，苦参 9g，当归 6g，川芎 3g，生何首乌 15g，生白扁豆 12g，枯矾 2g，赤芍 9g，生甘草 6g。水煎服，6 剂。

1992 年 9 月 25 日：前方 6 剂，大见好转。右颊仍存溃疡深孔未完全愈合，面及背部经常起丘疹样肿块。仍宜清利血分湿热。

处方：苦参 9g，枯矾 6g，紫花地丁 20g，赤芍 9g，生何首乌 15g，生地黄 9g，芦根 9g，生甘草 6g。水煎服，6 剂。

1992 年 10 月 12 日：上方服 10 剂，口腔溃疡已好转，现周身有散在如豆粒大丘疹，疼痛。舌仍赤，脉仍数。

处方：大青叶 15g，紫花地丁 30g，蒲公英 30g，青黛 6g（冲），赤芍 9g，生地黄 9g，刺蒺藜 9g，甘草 6g。水煎服，6 剂。

1992 年 10 月 21 日：上方 6 剂，疗效不显，脉象左尺似弱，余部皆可，舌赤瘦瘪，两边齿印明显。口腔有一溃疡深孔，进食时痛，背部及腹股沟阴囊部俱有红色丘疹，此消彼起，既痒又痛，心烦。第一方有显效，第二、三方未见进步，必可能与近期参加外语考试心情紧张有关。现已考试完毕，拟下方施治。

处方：熟地黄 24g，肉桂 3g，制何首乌 15g，黄柏 6g，细辛 3g，远志

9g，生山药 18g，白芥子 9g，荆芥 9g。水煎服，5 剂。

1992 年 10 月 26 日：上方疗效不大。

处方：升麻9g，苦参9g，黄连3g，贯众6g，大青盐3g。水煎服，5剂。

1992 年 10 月 31 日：其母来述，上方无效，要再服第一方。再不效，可考虑：①重用生何首乌一味；②或四物汤加土茯苓。

1992 年 11 月 21 日：服第一方 10 剂，无效。

拟下方：生何首乌 18g，土茯苓 30g，十大功劳叶 15g。水煎服，6 剂。

1992 年 12 月 2 日：上方 6 剂，口腔只有两深溃疡疼痛，余处已少，但仍有少数继发。

处方：银柴胡9g，地骨皮15g，黄柏6g，细辛6g，胡黄连3g。水煎服。

低热不退

案 李某，男，4 岁，肥城矿务局家属。1992 年 11 月 3 日初诊。低热年余。每日晨起后体温上升，至晚渐退，一般多为低热，仅一次高达 39℃，多在 37℃以上。常感冒，每感冒后见呼吸困难，胸高气短抬肩，间有轻度干咳，余无异常。经医院检查，肺门有阴影，现服抗结核药。考虑此乃肺胀，清肺中气分热为主。

处方：芦根 30g，麻黄 3g，生石膏 9g，半夏 6g，冬瓜仁 6g，生薏苡仁 9g，甘草 6g，生姜 1 片，大枣 2 枚。水煎服，3 剂。

1992 年 11 月 6 日：上方 3 剂，发热、汗出俱减轻，脉仍数。病久宜佐以益气保元。

处方：生黄芪 9g，党参 6g，炙甘草 6g，夏枯草 9g，生何首乌 9g，桑叶 6g，冬瓜仁 3g，当归 3g。水煎服，5 剂。

1992 年 11 月 11 日：上方 5 剂，体温较前又稍高，可能因饮食不注意，大便今日泻泄，带绿色便，间有未消化食物。考虑 1 年前七月发病，可能有伏暑在内。

处方：芦根 30g，生白扁豆 9g，香薷 3g，滑石 9g，木瓜 6g，厚朴花 3g，黄连 2g，甘草 6g。水煎服，2 剂。

1992 年 11 月 14 日：仍低热 37.3℃，有时咳嗽，已有少量痰，余均正常，舌脉亦正常。

处方：芦根30g，甘草6g，百部6g，炙紫菀6g，白前3g，橘红3g，生白扁豆9g，麻黄1.5g，乌梅1个。水煎服。

1992年11月18日：来人述，前方3剂，热续减，但不稳定，突冷突热，仍有痰。

处方：甘草3g，紫菀6g，百部6g，白前3g，乌梅1个，炒荆芥3g，僵蚕3g，远志3g，蛤粉3g（分冲）。水煎服，3剂。

1992年11月22日：据其父述，体温继续有所下降，颇为稳定。咳出黏沫，夹有小黑点状痰块，呼吸仍似困难。上方加桔梗。

1992年11月26日：据述已不咳，白日体温继升，中午37.2℃，晚间正常，食欲有所好转，精神佳，气粗。

处方：芦根30g，白扁豆9g，炒白果3g，生山药9g，炙甘草6g，麻黄0.3g，黄芩6g，地骨皮9g。水煎服，2剂。

1992年11月30日：据述，又复感冒，微似喘，体温37.3℃，无痰，精神食欲好。体温昼高晚轻，仍热在气分。

处方：炙桑白皮9g，地骨皮9g，甘草6g，苏叶6g，黄芩6g，芦根30g，水煎服，2剂。

1992年12月3日：上方2剂，症状同前。

处方：芦根500g，冰糖100g，炒杏仁50g；另川贝母30g，海蛤粉30g。煎芦根、杏仁兑入冰糖，服时再兑入少量川贝母、海蛤粉，不拘时服。

1992年12月13日：处方：生龙骨15g，生牡蛎15g，白芍9g，白薇9g，炮附子3g，甘草4.5g，白前3g，紫菀3g，生姜1片，大枣2枚。水煎服。

1992年12月19日：据述体温仍有轻微波动，一活动即到37.2℃，即有气粗现象。

定志丸方：红人参1.5g，黄连1.5g，当归3g，茯苓6g，远志3g，炙甘草3g。水煎服。

1992年12月25日：上方5剂，体温已正常，巩固疗效，下方隔日服。

处方：红人参1.5g，黄连1.5g，当归3g，茯苓6g，炙甘草3g，远志

3g，生地黄6g。水煎冲服朱砂每次0.3g。

抽 搐

案 张某，女，1~3岁。1991年1月1日初诊。自幼婴时发高热之后，十余年来，每逢感冒即短暂的神志不清，重则抽掣，有时微受风寒即发作，苏醒后全不记忆。时有微感头痛，重在两额角痛，脉有洪滑象，苔薄腻。此乃伏风在络，夹有痰浊之证。

处方：独活6g，黄芩6g，僵蚕6g，防风3g，薄荷3g，半夏6g，天麻3g，甘草3g。水煎服。

1991年1月6日：上方3剂，暂未感冒，未再发病，调方续服。羌活3g，独活6g，黄芩6g，防风3g，薄荷3g，半夏6g，天麻4.5g，僵蚕6g。水煎服。

1991年1月20日：上方服10剂，3日前复发2次，极轻微，兼有轻微感冒。上方去半夏、羌活，加炙黄芪6g，党参6g，钩藤6g，荆芥3g。水煎服。

1991年1月28日：昨日又发1次，较前稍轻，脉濡缓。

处方：羌活3g，独活3g，黄芩6g，防风3g，甘草3g，半夏9g，钩藤9g，天麻6g，僵蚕6g，蜈蚣1条，全蝎6g，薄荷3g。水煎服。